JN299591

心理・精神療法ワークブック

WORKBOOK

autogenic training
scribble and squiggle
collage
landscape montage technique
sand play
intake interview
medical interview
family interview
encounter group
reminiscence
cognitive behavior therapy
focusing

長尾 博
Hiroshi Nagao

誠信書房

はじめに

　本書は，心理療法家を目指す方のためのワークブックである。ワークブックとは，勉強するための本，あるいは職業上で必要な本という意味がある。
　今日，心理療法の書籍は多く刊行されているが，ワークブックの類は比較的少ない。心理療法は，経験が7割で読書が3割といわれている。一人前の心理療法家になるためには，身体を通した経験（ワーク）が何よりも必要である。
　本書の特色として，臨床経験の基礎をなすさまざまなワークを取り上げている点が挙げられる。本書は，とくに臨床心理学を専攻する学部3年生あるいは4年生，医学部の学部5年生の学年時に合わせてワークができるように内容を工夫している。また，図や表を用いて，なるべくわかりやすく心理療法のエッセンスを説いている。
　昨今の心理臨床現場では，臨床心理士が1万6千人もいて，そのほとんどが文部科学省が委託した非常勤のスクールカウンセラーとして勤務しており，医療関係に携わる心理療法家は少ない。筆者は，彼らスクールカウンセラーにスーパービジョンを行って感じることは，心理療法流派が百花繚乱であるために理論が混乱し，とかく技法に走りやすい，また，クライエントの精神内界よりもクライエントを取り巻く現実外界を重視しており，クライエントとの秘密厳守を破ってクライエントの情報を関心ある周囲の人々と共有しやすい，またクライエントとかかわる方法も，信頼関係（ラポール）形成というよりも押しかけや呼び出し面接に走りやすいなどが挙げられる。これらの問題点から，学部生や大学院生時において，心理療法の基礎を十分に身につけていない点が考えられる。
　一方，医師のほうは，精神科指定医というライセンスはあるものの，我流で精神療法を行っている者が多く，医師としての社会的地位から他者による臨床的助言や示唆を聞き入れない者もいる。何よりも医学部精神科でのカリキュラムのなかに精神療法の講義はあるものの，薬物療法が主体をなし，精神療法の

演習（ワーク）授業がほとんどないことが問題として感じられる。しかし，開業したい精神科医は増えている。心ある精神科医になるためには，医学部学生のころから精神療法の基礎的な態度を身につけていたほうがよいと思われる。

　時は，刻一刻と過ぎており，時代は，昔のように自我を確立したいというクライエントよりも，自我の脆弱化や過去，現在，未来といった時間的展望を伴った人生のストーリーを喪失したクライエントが目立ってきている。その影響を受けて何でもありの心理療法やクライエントについての情報の共有，現実的な問題だけの解決を叫ぶ心理療法家も増えてきた。しかし，筆者は，時代がいかに変化し，人々の心や病理が変わろうとも，臨床家は，心理療法の基本を身につけておくべきであると考えている。

　筆者は，20歳のときから心理療法を始めて今年で38年目を迎えるが，本書から恩師の方々である，精神分析療法の基礎を教えていただいた前田重治先生，カウンセリングとは何かをかかわりを通して教えていただいた村山正治先生，そして心理学とは何か，動作，心理学の科学性とは何かを説いていただいた，成瀬悟策先生に感謝申し上げたい。

　本書が，これから心理療法を職業として活かしたい方々に少しでもお役に立てれば幸いである。

　　　2009年春

　　　　　　　　　　　　　　　　　　　　　　　　　　　　長尾　博

本書の活用について

(1) 心理療法家を目指す方のための演習用のテキストとして活用できます。とくに臨床心理学を専攻する学部の3年生・4年生や大学院生の演習授業，あるいは医学部5年生の精神医学の演習授業に活用できます。
(2) 心理療法家がさらに腕を上げていくために，本書のワークを活用して自分を知り，技術を高めていけます。
(3) 本書は，1年間の演習用のテキストとしては最適ですが，指導者の都合に合わせて，ワークの一部を取り上げての活用もできます。
(4) ワーク内容は，1回だけではなく何回も行うことによって心理療法の基本が身につくように工夫した内容を構成しています。

目　　次

はじめに　*iii*
本書の活用について　*v*

I　理論編 ……………………………………………………………1
　1章　心理療法とは　*2*
　2章　心理療法の歴史　*6*
　3章　各種心理療法の概説　*9*
　　1　精神分析療法　*10*　　2　来談者中心療法　*16*
　　3　行動療法　*21*　　　　4　ユング派心理療法　*24*
　　5　森田療法　*26*　　　　6　ゲシュタルト療法　*29*
　　7　解決志向療法　*31*
　4章　心理療法を始める前と後についての事項　*37*
　　1　始める前の事項　*37*　　2　行った後の事項　*48*
　5章　心理療法の基本的技法　*54*
　　1　自我の強さとは　*54*　　2　関係療法　*56*　　3　支持療法　*60*
　　4　表現療法　*60*　　　　　5　訓練療法　*62*　　6　洞察療法　*63*
　　7　自我の強さと基本的技法との関係　*64*

II　ワーク編 …………………………………………………………*67*
　ワーク1　自律訓練法（90分間）　*68*
　ワーク2　なぐり描き（90分間）　*71*
　ワーク3　コラージュ（90分間）　*77*
　ワーク4　風景構成法（60分間）　*81*
　ワーク5　箱庭（実施前準備＋90分間）　*86*
　ワーク6　インテーク面接（3時間30分間）　*92*

ワーク 7　医療面接（実施前準備＋3時間30分間）　*95*
  ワーク 8　家族面接（3時間）　*101*
  ワーク 9　エンカウンターグループ（3時間）　*107*
  ワーク 10　回想法（実施前準備＋2時間30分間）　*115*
  ワーク 11　認知行動療法（90分間＋ホームワーク）　*120*
  ワーク 12　フォーカシング（2時間）　*126*
  ワークを通したあなたの特徴　*132*

Ⅲ　アドバンス編　*135*

  point 1　心理療法家の職種について　*136*
  point 2　心理療法家の成長過程　*138*
  point 3　心理療法家のモデルについて　*140*
  point 4　心理療法を行ううえでの四つのキーワード　*143*
  point 5　年齢別の心理療法実践のポイント　*148*
  point 6　心の問題別の心理療法実践のポイント　*151*
  point 7　行動化について　*161*
  point 8　解離について　*166*

付　　録　*171*
おわりに　*179*
人名索引　*181*
事項索引　*184*

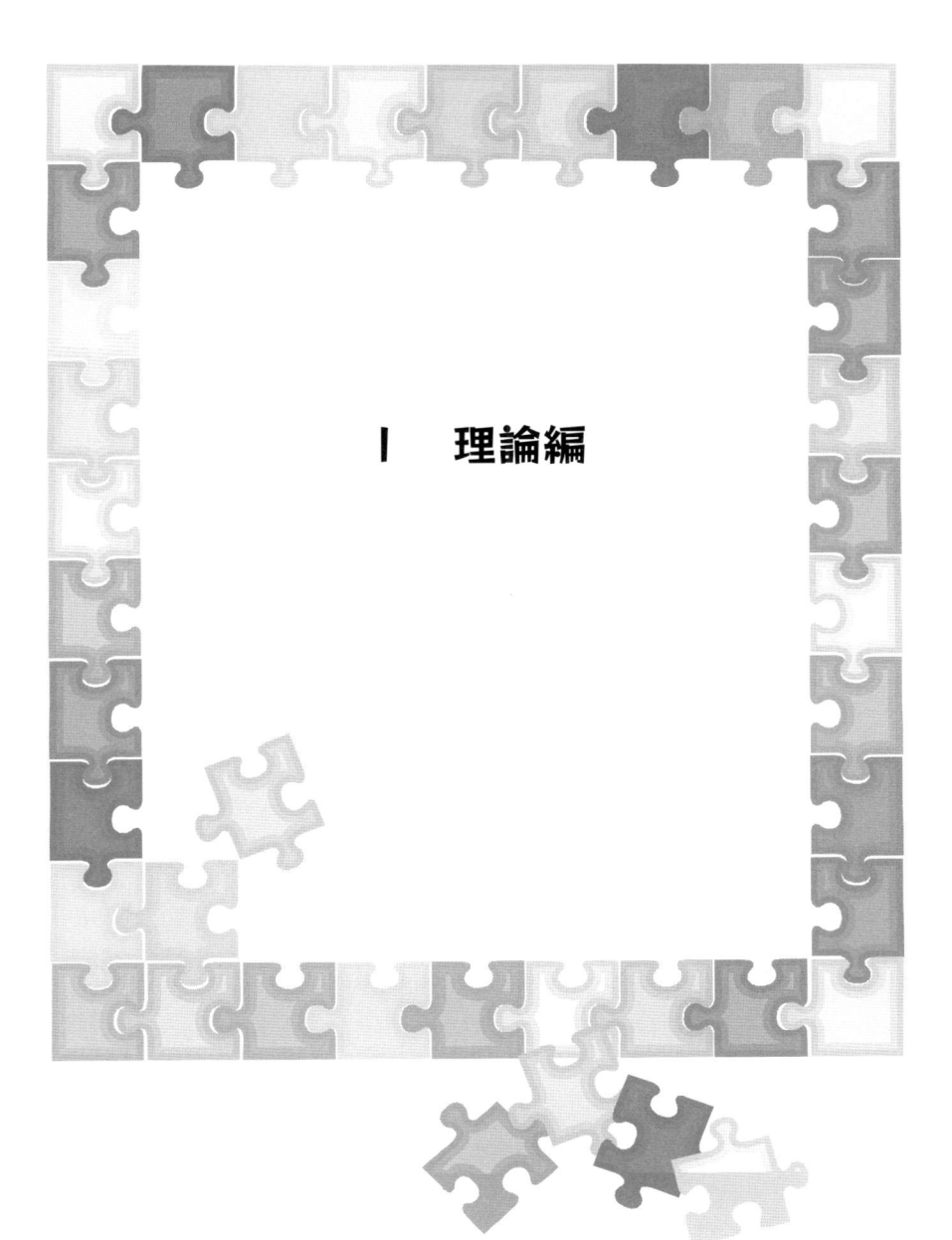

I　理論編

I 理論編

1章　心理療法とは

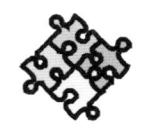

　日本心理臨床学会（2008）では，臨床心理士（clinical psychologist）の仕事を，①心理相談（心理療法，カウンセリング），②心理アセスメント（psychological assessment），③臨床心理学的地域援助，④研究活動の四つを挙げている。このうち，①の心理相談について，ロジャーズ（Rogers, 1942）は心理療法（psychotherapy）とカウンセリング（counseling）との区別をしなかったが，國分（2002）によると，アメリカやイギリスではこの二つを明確に区別しており，アメリカのスクールカウンセラー（school counselor）は心理療法を行わないという。しかし，日本では臨床心理士が，学校において心理療法ではなく主にカウンセリングを行っている。

　心理療法とカウンセリングとの違いは，図I-1に示すような点が挙げられる。ブラマーら（Brammer & Shostrom, 1960）によれば，心理療法という語は，心の問題が難しい患者（patient）を対象とする場合，とくに医療領域で実践される場合に用いられる語として，またカウンセリングという語は，心の問題が複雑ではないクライエント（client）や健常者を対象とする場合，また，学校現場や企業現場で実践される場合に用いられる語として区別されている。

　一方，医師が心理療法を行う場合を精神療法（psychotherapy）といい，中井（1985）によれば，この精神療法も，治療の場で起こるすべてが持つ治療的含蓄を治療者（therapist）が理解することが出発となる広義なものと，各流派によって異なる狭義の精神療法があるという。そこで心理（精神）療法についての定義を，表I-1にまとめた。なお，本書では心理療法という語で述べることにした。

　表I-1より，心理療法は，①治療者，②治療の対象者（クライエントあるいは患者），③治療者-クライエント（患者）の関係，④治療構造（therapeutic structure），そして⑤治療理論で構成されていることがわかる。

1章　心理療法とは

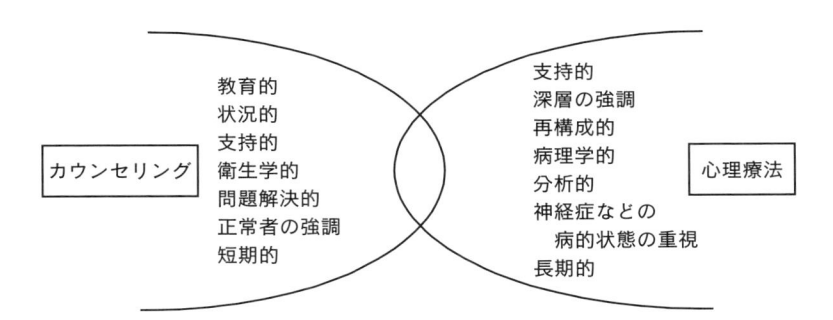

```
カウンセリング              心理療法
  教育的                支持的
  状況的                深層の強調
  支持的                再構成的
  衛生学的              病理学的
  問題解決的            分析的
  正常者の強調          神経症などの
  短期的                  病的状態の重視
                        長期的
```

図Ⅰ-1　カウンセリングと心理療法の対照（Brammer & Shostrom, 1960）

表Ⅰ-1　心理（精神）療法の定義

定義をした者	定義内容
ウォルバーグ (Wolberg, 1988)	心理的手段を用いて心理的問題を扱うための治療方法であり、特定の目標があり、専門的な訓練を受けた者によって計画的に形成された人間関係のなかで進められる。目標としては、①現在の症状の軽減、②障害された行動パターンの改善、③パーソナリティの発展を促進することが挙げられる。
ウィンダー (Winder, 1957)	(1) 二人あるいはそれ以上のヒトの間に、長期間の対人関係が存在する。 (2) 人間関係を取り扱うに際して、彼らの一方が特殊な経験を持つか、特殊な訓練を受けている。 (3) 彼らの一人ないし二人以上が、情緒的あるいは対人適応の面で満足していないので、互いに関係を持つようになる。 (4) 用いられる手段は心理的なものである。すなわち、説明、暗示、説得などといった機制を含んでいる。 (5) 治療の手段は、一般に精神障害および特殊な場合における、患者の特有な障害についてのある種の形式を持った理論に基づいている。
西園（2001）	心理的な問題を持つ人に対する、職業的専門家による心理的治療。

注：適応（adjustment）とは、ラザラス（Lazarus, 1963）によれば環境から個人に対して寄せられる要請と個人の側の欲求との間が相互に調和的であることを意味する。不適応（maladjustment）とは適応がうまくいかないことをいう。

I　理論編

　一般に治療理論は，①クライエント（患者）のものの見方やふるまい方に基づいた理論と，②治療者自身のものの見方やふるまい方に基づく理論とがある。臨床的には，前者の理論のほうが心理療法に有効であるが，後者の理論は，後述する各心理療法の創始者の人間観が基盤をなしていることが多い。治療理論というものはあくまでも治療的仮説であり，理想的な心理療法へと導く基盤である。しかし，治療理論が教条主義に走ると，治療者の治療的行為を一定にしてかたくなに拘束しやすい。

　ところで，心理療法家となる適性（aptitude）についての論議は多く，よくいわれている共感性（empathy）が高い者（河合，1970；水島，1986），受容的態度（Rogers, 1957）や正直さ（神田橋，1990）がある者などが挙げられており，一方，技術を持っているかどうか次第である（三木，1967；前田，1976）という者もいる。しかし，究極のところストラップ（Strupp, 1964）によれば，治療者の人間性（humanity）が心理療法家の適性の最大公約数という。逆に心理療法家としてふさわしくないパーソナリティとしては，鈍感，説教好き，人嫌い，自己愛的という特性が挙げられ，岡野（2003）は，精神科医のなかに自己愛的な者が多いこと，また男性のほうがとかく革新的治療を行いやすいことを挙げている。

　また，心理療法を適用しないほうがよい対象としては，一般に急性期の統合失調症（schizophrenia），躁状態（manic state），うつ病（depression）の発症時，あるいは葛藤がなく強迫行為をくり返す衝動性の高い者や，不安や葛藤を自覚していないで身体症状が長期続いているクライエント（患者）などが挙げられる。

　また，心理療法における治療者とクライエント（患者）との関係は，夫婦の関係，交友関係，上司と部下の関係，親子関係などとは異なり，また損得の関係や，いわゆる義理や人情の関係ではなく非現実的な関係であり，終結がある関係であることを周知しておく必要がある。なお，本書では，医学では「患者」といわれている語を，「クライエント」という語で述べることにした。

　このように心理療法とは何かについてまとめてみると，「人間とは」「愛とは」についてを問うように広く，深い内容を含んでいることから，成田（2007）がいうように心理療法の普遍的定義は難しいように思われる。

【文　献】

Brammer, L. M. & Shostrom, E. L.（1960）*Therapeutic psychology: Fundamentals of counseling and psychotherapy*. Prentice-Hall.（対馬忠・岨中達訳〈1969〉治療心理学――カウンセリングと心理療法　誠信書房）

神田橋條治（1990）精神療法面接のコツ　岩崎学術出版社

河合隼雄（1970）カウンセリングの実際問題　誠信書房

國分康孝（2002）カウンセリングの基本問題　精神科臨床サービス，2(3), 259-264.

Lazarus, R. S.（1963）*Personality and adjustment*. Prentice-Hall.（帆足喜与子訳〈1966〉個性と適応　岩波書店）

前田重治（1976）心理面接の技術――精神分析的心理療法入門　慶応通信

三木清（1967）技術哲学　三木清全集〔7巻〕　岩波書店

水島恵一（1986）臨床心理学　人間性心理学体系〔7巻〕　大日本図書

中井久夫（1985）治療　中井久夫著作集〔2巻〕　岩崎学術出版社

成田善弘（2007）精神療法の第一歩〔新訂増補〕　金剛出版

日本心理臨床学会（2008）臨床心理士の仕事　JSCCP

西園昌久（2001）精神療法　加藤正明ほか編　精神医学事典　弘文堂

岡野憲一郎（2003）自然流精神療法のすすめ――精神療法，カウンセリングを目指す人のために　星和書店

Rogers, C. R.（1942）*Counseling and psychotherapy: Newer concepts in practice*. Houghton Mifflin.

Rogers, C. R.（1957）The necessary and sufficient conditions of therapeutic personality change. *Journal of Counseling Psychology*, 21, 91-103.

Strupp, H.（1964）*Psychotherapy experience in retrospect*. American Psychological Association.

Winder, C. L.（1957）Psychotherapy. *Annual Review of Psychology*, 8, 309-320.

Wolberg, L. R.（1988）*The technique of psychotherapy*. Grune & Stratton.

Ⅰ　理論編

2章　心理療法の歴史

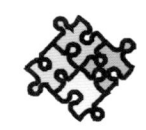

　心理療法は，いつごろから始まり，また現代の動向はどういう方向へ進んでいるのであろうか。表Ⅰ-2は，筆者なりに心理療法の歴史の概要をまとめたものである。また，社会・文化の変化という視点から心理療法の特徴をまとめたものが，表Ⅰ-3である（McLeod, 1997）。

　表Ⅰ-2と表Ⅰ-3から，19世紀まではヒトは，神や自然を信じ，その一体化を求め，心は癒されていた。20世紀になって心理療法が広まり，自我（ego）の確立を目指すようになる。しかし，21世紀に入る直前，ポストモダンの時期に入ると，自我を確立することの難しさを感じ，自我が確立できているという確かな実感を持てない者も増えてきた。同時に，社会構成主義理論（social constructionist theory）という絶対的真実という神話を突き崩し，現実は発見されるものではなく作られるものととらえ，クライエントの問題には，本人がもたらした客観的で固定した意味があるわけではなく，クライエントが生きることによって社会的現実を作り出すことばを用いながら，クライエントの物語を話したり，話し直したりする考えが打ち出された。心理療法は，この変化に即して，欧米では解決志向療法（solution focused therapy）やナラティブ療法（narrative therapy）が注目されてきている。

　中井（1985）は，心理療法の歴史を4期に分けている。第1期は，少数の心理療法のパイオニアがその療法を広める時期，第2期は，心理療法が広く普及されていく時期，第3期は，心理療法の修正主義者が現れ分派行動が生じる時期，第4期は，各種心理療法を統合することは難しいことがわかり，消失していく療法もあり，一定の位置に落ち着く療法が確立される時期であるという。

　筆者は，欧米の心理療法は第4期を迎えているが，日本ではまだ第2期の段階ではないかととらえている。

2章 心理療法の歴史

表 I-2 心理療法の歴史概要

欧　米	日　本
18世紀後半　メスメル, F. A. が催眠療法を広める。	
1893年　フロイト, S. が「ヒステリー研究」を発表する。	
1910年　アドラー, A. がアドラー心理学を発表する。	
1921年　ユング, C. G. が「心理学タイプ」を発表する。	1920年　森田正馬が森田療法を創案する。
1929年　ローウェンフェルト, M. が箱庭療法を広める。	
1932年　クライン, M. が対象関係論のプレイセラピーを発表する。	
1942年　ロジャーズ, C. R. が非指示的カウンセリングを創案する。	1933年　古澤平作が阿闍世コンプレックスを発表する。
1947年　フランクル, V. E. が『夜と霧』を刊行する。	
1952年　アイゼンク, H. J. が心理療法の効果を発表する。	1950年代　ロジャーズ, C. R. の非指示的カウンセリングが紹介される。
1953年　サリバン, H. S. が対人関係論を発表する。	1953年　吉本伊信が内観療法を創案する。
1957年　ビンスワンガー, L. が現存在分析を創案する。	
1959年　アイゼンク, H. J. が行動療法を創案する。	
1964年　エリス, A, が論理情動行動療法を創案する。	
1969年　パールズ, F. S. がゲシュタルト療法を創案する。	1969年　河合隼雄がカルフ, D. M. の箱庭療法を紹介する. 1960年代から1970年代にかけて 学園紛争, 医学部におけるインターン廃止闘争あり。
1970年　ベック, A. T. が認知療法を創案する。	1971年　土居健郎が『甘えの構造』を刊行する。
1971年　コフート, H. が自己心理学を発表する。	1971年　中井久夫が風景構成法を創案する。
1970年代　エリクソン, M. H. が催眠療法を創案する。	1982年　日本心理臨床学会が創設される。
1988年　ド・シェイザーが解決志向療法を創案する。	1988年　日本臨床心理士資格認定協会が創設される。
1990年　ホワイト, M. とエプストン, D. がナラティブ療法を創案する。	

I 理論編

表I-3 伝統期，近代，ポストモダン文化の基本的特徴

伝 統 期	近 代	ポストモダン
共同体・家族志向の生活習慣	個人主義的	"関係的"自己意識
外的要因による自己規定：名誉の重視	他から独立した自律的自己：尊厳の重視	断片的で"飽和した"自己
宗教を信じる	科学を信じる	知識が社会的に構成されているということを信じる
モラルの確実性	モラルの相対主義	モラルの枠組みの追求
変化しない社会	"進歩"に向けての取り組み	無政府状態・カオスへの恐れ
地域局在型の政治支配形態	国家	グローバル化された地域
農作業労働	産業労働	情報処理労働

(McLeod, 1997)

【文　献】

McLeod, J. (1997) *Narrative and psychotherapy.* Sage.（下山晴彦監訳・野村晴夫訳〈2007〉物語としての心理療法——ナラティブ・セラピィの魅力　誠信書房）
中井久夫（1985）治療　中井久夫著作集〔2巻〕　岩崎学術出版社

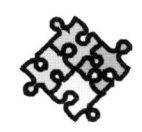

3章　各種心理療法の概説

　各種心理療法の理論は，その心理療法の創始者の臨床経験に基づいている。臨床経験といっても，他者とかかわり，その他者がどのようなパーソナリティのヒトかをとらえていく場合，とらえる側の一定の枠組みや視点があるはずである。この枠組みや視点は，とらえる側の人間観に基づいていると思われる。つまり，パーソナリティ理論の背景には，各種心理療法の創始者の生育歴や，創始者自身のパーソナリティからくる人間観が根底にある。

　表Ⅰ-4は，五つのパーソナリティ理論の背景にある人間観をまとめたものである。表Ⅰ-4に示す人間観をもとに主な心理療法についてふれたい。

表Ⅰ-4　パーソナリティ理論の背景にある人間観

パーソナリティ理論	人　間　観
特性因子理論	人間は，本来，「白紙」(タブラ・ラサ)で産まれ，生後，すべてを学習していく存在である。(行動主義・学習理論)
ユングの類型論	人間は，無意識世界に本当の自己を内在しており，それを人生で実現していくことが重要である。(個性化重視)
ロジャーズの自己理論	人間は，本来，健康で前向きな存在である。(性善説)
フロイトのパーソナリティ理論	人間は，本来，心に邪悪で自己中心的な内容を持っており，理性でこれに対処していく存在である。(性悪説)
社会構成主義の理論	自己は，流動的，断片的であり，社会的な交流や談話の過程である。

I 理論編

1 精神分析療法 (psychoanalysis)

オーストリアの医師フロイト（Freud, S.）によって創始された。この療法のねらいは、クライエントの心の問題や症状は、無意識世界にある衝動やコンプレックス（complex）が起因していることをクライエントに洞察（insight）させて、問題解決や症状除去を支援していくことにある。

1）理　論

パーソナリティ理論としては、図Ⅰ-2に示す超自我（superego, 上位自我ともいう；良心・道徳・規範の心の座）、自我（ego；意識された主体的自分）、エス（es, イドともいう；無意識の本能欲求の座）の三つの局所からとらえる。

また、発達理論としては、表Ⅰ-5に示すように、心のエネルギーであるリビドー（libido）が身体各部位を充当して発達していくととらえ、リビドーが固着（fixation）した場合、右欄のような性格（character）が形成されるととらえる。

また、精神分析の適応・不適応論は、図Ⅰ-3に示すように、エスからの欲動の力、厳しい超自我の力、また現実外界からのストレッサー（stressor）に対していかに自我が対処（防衛）していくかが、適応と不適応とを決定するとい

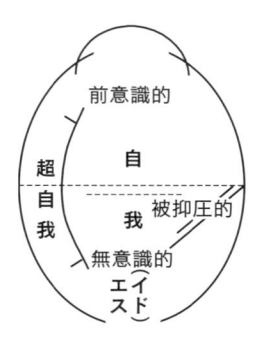

図Ⅰ-2　パーソナリティの三層（Freud, 1933）

3章 各種心理療法の概説

表 I-5 リビドーの固着と性格

年齢	段階		活動様式	心理的意味	性格
(およそ)	部分本能（幼児性欲）	口愛期	吸う 飲み込む	〔乳房＝やさしさ・愛情〕接触，取り入れ，合体（融合）	依存性，受身性 自信，安心，楽天性
1歳〜1.5歳			吐き出す 噛みつく	拒絶 破壊	横柄さ，ひがみ，悲観，絶望，自閉
		肛門期	排出	〔大便＝贈物＝子ども〕支配に反抗－服従 破壊－積極性	意地，強情，不潔 だらしなさ，ルーズ
3歳			ためる（保持）	所有－受身性	きちょうめん，しまり屋，けち，義理固さ，潔癖，時間に厳格
		男根期（エディプス期）	男根の誇示 去勢不安	〔ペニス＝大便＝子ども〕母を独占 父と競争－父を憎む 父を恐れる	見栄，出しゃばり，競争，強気，優越感 積極性－男性的
5歳			男性羨望 去勢コンプレックス	父を独占 母と競争－母を憎む 母を恐れる	引っこみ思案，弱気，失敗不安，劣等感 消極的－女性的
〜12歳	潜伏期		（知的活動）	（超自我形成－修正）	仲間づくり リーダーへの同一化
	大人の性欲	性器期	思春期に一時的に幼児性欲の再活動 ↓ 幼児性欲の統合－生殖性		男性性の誇示 ↓ 異性愛

（前田，1994 を改変）

I 理論編

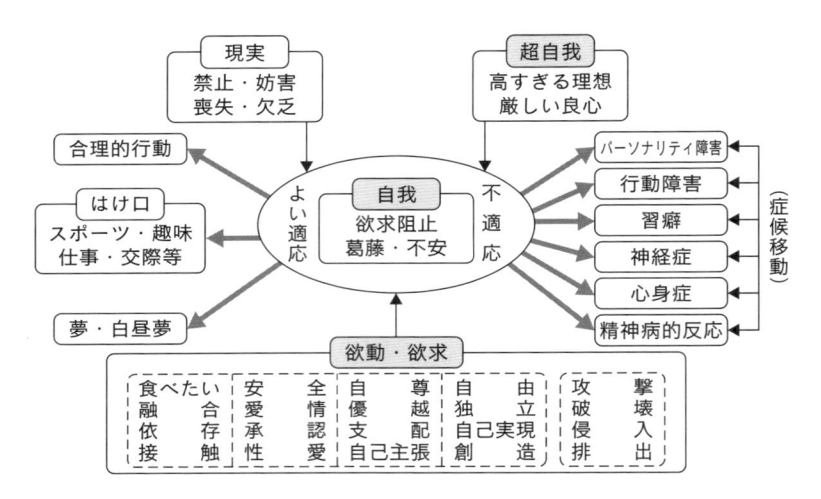

図I-3 精神分析療法の適応・不適応論（前田, 1985）

うものである。

　自我の防衛機制（defense mechanism）の種類とその発達については表I-6に示すとおりである。

　精神分析療法理論の特徴は，心の問題や症状の原因として，①幼児期の親子関係のあり方の重視（幼児期決定論），②無意識内容の解明，③治療過程で治療者に対する転移（transference）と抵抗（resistance）の徹底操作を行う，④クライエントの不安は，現実外界からのものか，エスからのものか，それとも超自我からのものか（図Ⅲ-1を参照）をとらえていく点が挙げられる。

　①の幼児期の親子関係について，フロイト（1905）は，とくにエディプスコンプレックス（oedipus complex），つまり男根期における男児の父親に対する憧れと敵意（母親の愛を奪われまいとする）が神経症（neurosis）の原因であるととらえた。また，②については，夢，ことば，行動，空想，症状の背景に大きな無意識世界の力（エスの力）があると唱えている。③については，図I-4に示す転移が治療関係で生じるととらえ，治療者の逆転移（counter transference）に留意しながら，クライエントの転移と心の問題や症状との関係を見ていくことを強調している。

表I-6 主な自我防衛の発達

防衛機制		説明
基本	固　　　着 （退　　　行） （抑　　　圧）	特定の発達段階で停滞する（発達の足ぶみ） より早期へのあともどり−幼児返り 意識から締め出す−（幼児期健忘）
	（分　　　裂）	「よいもの」と「わるいもの」を切り離す
0歳	取　り　入　れ 同　一　視 投　　　影	対象を取り込む 対象を取り込んで，自分と同一化する 対象へ向かう欲求や感情を，相手が自分へ向けているものと思いこむ
	否　　　認 原始的同一化 投影同一視	現実を認めないで無視する（分裂した一つの面しか見ない） 対象と合体する（融合：一体化） 対象に投影したものに同一化する：相手を利用して自分自身のある側面を体験し，それを内包しようとするもの。そこに交互作用が行われ，相手から投影された空想や感情と類似した形で感じたり，考えたりさせられる圧力を感じる（自分が感じる代わりに相手に押しつける形で感じさせる）
1歳	原始的理想化 価値切下げ 躁的防衛	対象を「すべてよいもの」と見る 対象を「すべてわるいもの」と見る（値引き） 抑うつの悲哀や罪悪感を意気高揚・過剰な活動化で回避する
3歳	反　動　形　成 逆　　　転 打　ち　消　し 隔　　　離 自己への反転	本心と逆のことを言ったり，したりする 感情や欲求を反対のものに変更する 不安や罪悪感が消えるまでやり直す 思考と感情，感情と行動や態度を切り離す 対象へ向かう感情を自己へ向けかえる
5歳 〜 50歳	置　き　換　え 昇　　　華 合　理　化 知　性　化	妥協して代用満足する 欲動を美化し，社会化して表現する 責任を他へ転嫁する 感情を知的な観念にずらす
	諦　　　観	自分の限界を知って放念する（断念）

（前田，1994）

Ⅰ　理論編

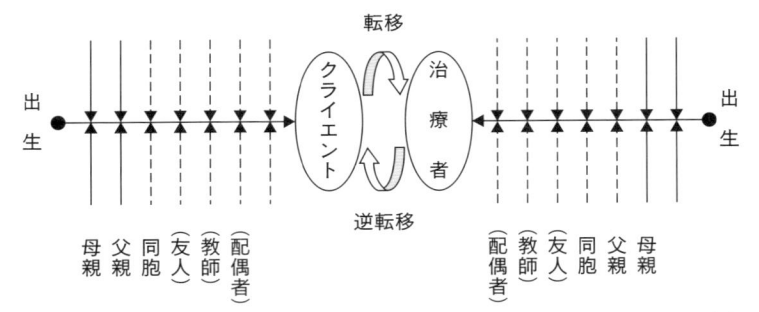

注：転移とは，クライエントが重要人物（とくに両親）に対する感情や態度を治療者に向けることをいう。
　　逆転移とは，治療者が内的問題をクライエントとの関係において揺り動かされて反応してしまう状態をいう。

図Ⅰ-4　転移と逆転移の相互作用（前田，1985）

2）方　法

　フロイト（1904）は，週3，4回，各1時間，クライエントを寝椅子に寝かせ，自由な連想から生じた無意識内容を解釈（interpretation）していく自由連想法を行ったが，今日では，この標準型精神分析療法を行うことは少ない。むしろ簡易型という週1回，各1時間，クライエントと対面法か90度法で面接を行うことが多い。治療者の態度も，フロイトの時代の中立的態度，つまり治療者の個性をクライエントには表さない態度よりも，支持的で柔軟な態度が重視されている。

　精神分析療法の特徴的な技法としては，既述した精神分析療法理論に基づいて，クライエントの無意識世界を解釈していくことが挙げられる。解釈とは，クライエントが洞察できるための治療者による刺激的，支援的発言である。解釈は，クライエントが処理・対応できる範囲の内容が適切である。解釈にあたって，クライエントの抵抗が生じやすい。フロイト（1926）は，表Ⅰ-7に示す，五種類の抵抗を挙げている。精神分析療法は，治療者のこの解釈と抵抗への対応の訓練が必要である。そのために，治療者自身が精神分析を受けること（教育分析：didactic analysis）が必要である。

3章 各種心理療法の概説

表 I-7 抵抗の種類

種　類	内　　容	対　　応
抑圧抵抗	不安や苦痛をともなう感情や記憶を抑圧すること。 例：「もう話すことがありません」 「話してもつまらない」	クライエントにとって話しやすい話題から始めて，ラポールを成立させること。
超自我抵抗	クライエントの持つ厳しい罪悪感や自己懲罰によって，自らの症状や問題行動をますます悪化させること。	クライエント自身の罪悪感や自己懲罰についてを「明確化」させていく。
自我同一性抵抗	治療過程でクライエント自身の「自我同一性」がゆさぶられて，それを失うことに対する抵抗。 例：「この面接を始めてから，自分がますますわからなくなりました」 「前回の面接のあと，クラス委員は絶対にやめまいと思った」	各回ごとにクライエントの揺れ動く「自己イメージ」を「明確化」させながら，クライエントに体験を通して自信をつけさせていく。
反復強迫抵抗	クライエントに成長のきざしが生じてきたころ，治療者に対して幼児的な依存欲求を示すこと。 例：「自分は，もう治らない気がする」 「先生ともっと話してみたい」	ある程度自我の強いクライエントの場合には，クライエントの持つ依存や，治療者からの「分離不安」を指摘してもよいが，自我の弱いクライエントの場合には，根気強くクライエントの自我を支えたり，自我の訓練を行っていく。
疾病利得抵抗	身体症状をともなうクライエントに多く，クライエントに新しい身体症状が現れたり，あるいは身体症状の悪化が見られること。	

注：分離不安（separation anxiety）については本書の図Ⅲ-1を参照のこと。

(長尾, 1991)

3) 適用範囲

本来は，主に神経症のクライエントに対して行っていたが，今日では心身症 (psychosomatic disease) やパーソナリティ障害 (personality disorder) のクライエントにも実施している。

4) この学派の特徴

フロイトの精神分析療法はその弟子たちによって受け継がれ，多くの流派に分かれていった（図Ⅰ-5）。フロイト以後の各流派は，とくに20世紀においてめざましい臨床的な貢献をしている。

■ 2　来談者中心療法 (client-centered therapy)

アメリカの臨床心理学者，ロジャーズ (Roger, C. R.) によって創始された療法である。ロジャーズは，1940年代において非指示的カウンセリング (nondirective counseling) を提唱したが，この用語が"治療者は聞くだけでよい"という誤解を招くため，1950年代から来談者中心療法 (client-centered therapy) と改めた。その後，1960年代よりマズロー (Maslow, A. H.) やロジャーズによって，人間性心理学 (humanistic psychology) 派が発足された。

来談者中心療法のねらいは，クライエントの歪曲された経験を，クライエントの自己概念 (self concept) の構造のなかに次第に取り入れさせ，経験と自己概念との一致が増大していくように援助していくことにある。

1) 理　論

ロジャーズは，パーソナリティという固定的，静的な概念については否定的であり，自己概念という語を挙げて，過程を生きる柔軟で活動的な存在のあり方を唱えている。彼は，この自己概念は肯定的自己実現 (self-actualization) へ向かうと述べている。

ロジャーズの治療理論の背景にある人間観は，表Ⅰ-8に示す内容が挙げられる。表Ⅰ-8から，精神分析理論と比較して，①無意識世界を重視しない，

3章　各種心理療法の概説

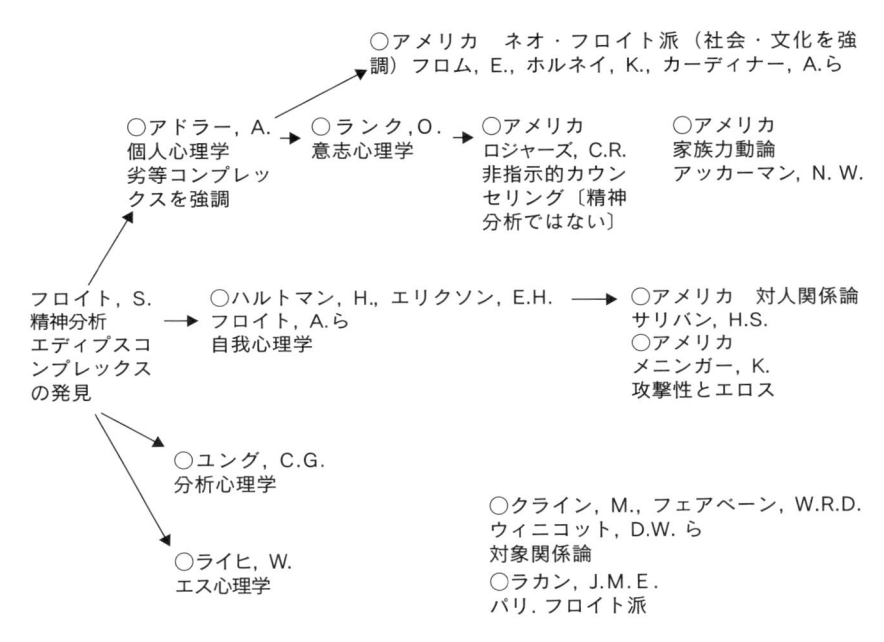

```
                          ○アメリカ　ネオ・フロイト派（社会・文化を強
                            調）フロム, E., ホルネイ, K., カーディナー, A.ら

      ○アドラー, A.      ○ランク, O.    ○アメリカ          ○アメリカ
       個人心理学         意志心理学      ロジャーズ, C.R.   家族力動論
       劣等コンプレッ                    非指示的カウン    アッカーマン, N.W.
       クスを強調                        セリング〔精神
                                        分析ではない〕

  フロイト, S.    ○ハルトマン, H., エリクソン, E.H.    ○アメリカ　対人関係論
  精神分析         フロイト, A.ら                     サリバン, H.S.
  エディプスコ     自我心理学                        ○アメリカ
  ンプレックス                                        メニンガー, K.
  の発見                                              攻撃性とエロス

                  ○ユング, C.G.
                   分析心理学
                                   ○クライン, M., フェアベーン, W.R.D.
                                    ウィニコット, D.W. ら
                  ○ライヒ, W.       対象関係論
                   エス心理学       ○ラカン, J.M.E.
                                    パリ, フロイト派
```

図 I-5　精神分析療法学派の各流派（長尾，2001）

表 I-8　来談者中心療法の原則

(1) クライエント自身の成長，健康，適応へ向かう欲求に絶大の信頼をおくこと。
(2) クライエントの知的側面よりも感情的側面を重視すること。
(3) クライエントの過去よりも直接の現在の状況を重視すること。
(4) 治療者とクライエントとの関係そのものが，クライエントの成長経験である。

(Rogers, 1942)

②幼児期決定論を認めず，クライエントの今，ここでを重視する，③人間関係のあり方を転移というとらえ方をせず，我と汝の関係や出会い経験を重視するという特徴が見られる。

また，彼の適応・不適応論は，図Ⅰ-6に示すように，自己概念と経験とが一致するか不一致かによって決定づけられるというものである。たとえば，「自分は，おとなしく，自己主張しない性格」だという自己概念を抱いている者が，あるとき，多くの人々の前で自分について述べさせられた経験を持ち，それによって脅威と不安が生じて不適応感を招くというものである。

また，自己内の「あるべき自分」（理想自己：ideal self）と現実に「経験する自分」（現実自己：perceived self）との自己不一致（self-incongruence）からも，不適応状態が生じるととらえている。たとえば，「成績が良いはずの自分」（理想自己）が，実際にテストを受けて「成績が悪かった自分」（現実自己）に直面して，不適応状態に陥るととらえる。

ロジャーズは，表Ⅰ-8の人間観から立脚して，治療者の面接時における態度（attitude）を重視し，表Ⅰ-9に示す三つの態度が，クライエントのパーソナリティ変化に影響を及ぼすことを実証した。

表Ⅰ-9の，①無条件の積極的関心については，クライエントを評価せず，ひたすらクライエントの気持ちを聴く（listen）態度のことをいう。②共感的理解については，治療者という立場を保って，クライエントの気持ちを汲む態度のことをいう。この態度は，自他未分化ではない状態をいい，同情（sympathy）とは異なる。③純粋性については，クライエントの述べた内容にとらわれず，誠実に素直に治療者がクライエントから感じた印象をフィードバックする態度のことをいう。

この三つの態度を治療者が示すことによって，クライエントは次第に自己概念と自己の経験とを一致させていき，適応していくととらえている。

2）方　法

ロジャーズは，クライエントのパーソナリティ変化に影響を及ぼす要因として，治療者の技法ではなく治療者の態度であることを明らかにしたが，後に弟子の養成に迫られ，表Ⅰ-10に示す基本的技法を唱えた。

3章　各種心理療法の概説

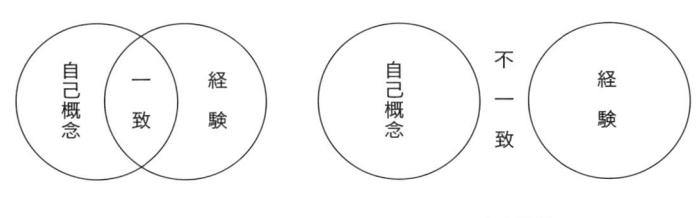

```
   自己      経験        自己          経験
   概念  一致          概念   不
                             一
                             致
       適応状態              不適応状態
```

図Ⅰ-6　ロジャーズの適応と不適応（Rogers, 1961）

表Ⅰ-9　治療者の態度

態　度	説　明
(1) 無条件の積極的関心	クライエントのここが良いが，この点が悪いというような条件つきの理解ではなく，クライエントのすべての側面をクライエントの一部として理解していく態度。
(2) 共感的理解	クライエントの心の世界をあたかも自分自身であるかのように感じとること。
(3) 純粋性	治療者が，今，ここで，クライエントから感じとったものをありのままに（純粋に）フィードバックしていく態度。

（Rogers, 1942）

I 理論編

表 I-10 来談者中心療法の基本的技法

技法	ねらい	区分	発言例
受容	クライエントの発言に対し，一定の基準による評価的選択的認知を行わず，好意的な感情をもって受けいれ，理解しようとする。	単純な受容	Cl「あの先生の授業は，さっぱりわかりません」 Th「そうですか」
			Th「父も母も私のことをわかってくれやしない。成績も悪いし，学校もおもしろくない。進学しろというけど無理な気がする。就職してもちゃんとはやれない気がする。学校も行きたくないし，このごろは，毎日，家出しようかと考えている」
		浅い受容	
			Th「そうですか。お父さんもお母さんも君の気持ちをわかってくれないんですね」
		深い受容	
			Th「うーん，両親も誰も君の本当の気持ちをわかってくれなくて，逃げ出したい気持ちなんですね」
くり返し	クライエントの発言をそのまままもう一度くり返して，自己のあり方や考え方を深めさせる。	事実のくり返し	Cl「そして私は理由もなく泣いてしまうんです。私は，急に泣きたくなり，それを止めることができなくなります」 Th「君は，わけもなく泣きだしてしまい，それを止めることができなくなるんですね」
		感情の反射	Cl「その人と別れることを考えると悲しみや自分のみじめさが生じてきて……」 Th「悲しみやみじめな気持ちが生じたの」
明確化	クライエントの混乱したり，葛藤している感情や思考を整理・分類して，それらを明確で正確なものにしていく。	事実の明確化	Cl「そういうと父は怒り，口もきいてくれなくなり，母はあわてて，私にいちいち言ってくる」 Th「お父さんは怒って，お母さんはあわてるんですね」
		考え方の明確化	Cl「私には決心がつかない原因があるんです。それをはっきりさせようとするんですが，どうもはっきりしないんです。私は，一体何を望んでいるのかを考えてもはっきりしないんです。私は，それがいやなんです」 Th「君は，自分の希望していることが何かはっきりしないんですね。そのはっきりしないことがいやなんですね」

		感情の明確化
明確化	クライエントの混乱したり、葛藤している感情や思考を整理・分類して、それらを明確で正確なものにしていく。	Cl「私は、他人といっしょにいても少しも楽しくありませんでした。私は、ひとりだけとり残されているような気持ちになってしまい、勉強ばかりしていました。苦しみを忘れるために勉強をしました」
		浅いレベルの感情の明確化
		Th「君は、他人といっしょにいることが苦痛で現実逃避として勉強をしていたんですね」
		深いレベルの感情の明確化
		Th「君は、他人といたらのけものにされるような気持ちに耐えかねて、その苦しみを紛らすために勉強をしていたんですね」

注:「Th」は治療者の発言例を、「Cl」はクライエントの発言例を示す。　　　（長尾, 2001）

3) 適用範囲

主に健常者や神経症水準の者に限られる。

4) この学派の特徴

どの学派の心理療法であれ、心理療法家の基本的態度としてこの学派の面接技法を身につけるべきである。ロジャーズは、来談者中心療法を確立した後、エンカウンターグループ（encounter group）の開発や、ジェンドリン（Gendlin, E. T.）のフォーカシング（focusing）にも協力や助言も行い、多大な影響を与えている。

3　行動療法 (behavior therapy)

　行動療法の歴史は、行動科学（behavior science）の歴史でもある。ワトソン（Watson, J. B.）が1913年に心理学の科学性を説き、行動主義を唱えたが、行動療法という名称は、アイゼンク（Eysenck, H. J.）が1959年に提示している。
　この療法は、実験的に裏づけられた学習（learning）の諸原理の行動変容への応用である。そのねらいは、不適応な行動、すなわち症状の修正や除去にある。この療法の特徴として、①諸症状は学習の結果であると考える、②無意識

を仮定せず，目に見える行動のみを対象とする，③治療方法は実験によって検証されたものである点が挙げられる。

1）理 論

基盤となる理論は，学習理論（learning theory）である。また，治療理論としては，①新行動S-R理論，②応用行動分析理論，③社会学習理論，④認知行動療法理論の四つがある。このうち④については，II編のワーク11で取り上げている。

①新行動S-R理論は不安の学習に関する理論であり，ウォルピ（Wolpe, J.）のいう系統的脱感作法（systematic desensitization）や，エクスポージャー法（exposure method）はこの理論に基づく。系統的脱感作法を行うには表I-11のような不安階層表がある。

②応用行動分析理論は，行動科学で解明されていることをすべて応用している理論であり，強化（reinforcement）と消去（extinction）によるシェーピング（shaping：行動形成）やトークンエコノミー（token economy）などは，この理論に基づく。

③社会学習理論は，バンデューラ（Bandura, A.）によるものであり，自己観察，自己評価，自己強化の自己制御モデルが提案されている。

2）方 法

上記の理論に基づき，さまざまな方法が開発されている。表I-12は，行動療法に用いる主な技法を挙げている。

3）適用範囲

夜尿，遺尿，チックなどの習癖，さまざまな恐怖症，社会不安，強迫性障害，パニック障害，うつ病，発達障害など，適用範囲は技法の開発とともに広がっている。

4）この学派の特徴

アメリカにおける，クライエントに最も影響を与えた心理療法は何かについ

3章　各種心理療法の概説

表I-11　対人恐怖の不安階層表（男性の場合）

段階	不　安　場　面
1	教室で自己紹介したり，発表したりする時。
2	美しい女性と1対1で話をする時。
3	初対面の人と話をする時。
4	他の人が自分の顔や服装を見ていると意識して話をする時。
5	普通の女の子と話をする時。
6	仲間（男性）と話をする時。
7	友人と顔をつき合わせて話をする時。
8	電話で話をする時（相手の顔が見えない，相手から見られない）。
9	作業しながら，相手の顔を見ないで話をする時。
10	家族と電話で話をする時。

注：段階10から脱感作していく。

表I-12　行動療法において用いる主な技法

技　法	説　明
系統的脱感作法 (systematic desensitization)	表I-11に示した対人恐怖の不安段階表に基づいて段階10から脱感作をしていく。
自己主張訓練 (assertion training)	主にロールプレイ(role play)によって，対人不安の強い者に対して自己主張の訓練をしていく。
条件づけ療法 (conditioning therapy)	夜尿症の子どもに，アラームシーツを用いて夜尿と同時にブザーの音で覚醒させて，排尿の制止の学習をさせる。
条件制止療法 (conditioned inhibition therapy)	チックなどの習癖を反復遂行させて，休憩させる方法をくり返してその行動を消去させる。
逆制止療法 (reciprocal inhibition therapy)	不安に拮抗する刺激を与え続けると，不安は除去されるというもの。運動会の競争スタートのピストルの音を恐怖と感じる子どもに，音と同時にアメ玉をもらうことをくり返すと，ピストルの音が恐くなくなる例。
嫌悪療法 (aversion therapy)	アルコール依存症の者に，抗酒剤を飲ませて治療していく。
フラッディング (flooding)	いきなり一番恐いものに直面させて，実際に何も危険な事態でないことを体験させる。
インプロージョン療法 (implosion therapy)	スタンプフル(Stampfl, T. G.)らが開発した。恐怖・不安・対象や場面を，イメージを次第に高めて慣れさせて，恐怖・不安を除去する方法。
モデリング (modeling)	観察学習ともいう。バンデューラが開発した。同じ症状で苦しんでいるクライエントの治療過程を観察させて，治療していく方法。

てのアンケート結果では，来談者中心療法や精神分析療法ではなく，ここ数年間，認知行動療法（cognitive behavior therapy）である．今後，日本もこの動向に近づいていくであろう．

4 ユング派心理療法（Jungian psychotherapy）

スイスのユング（Jung, C. G.）が，ユング心理学（分析心理学：analytical psychology）に基づいて開発した心理療法をいう．ユングは1912年に，無意識内容についてフロイトと見解の相違が生じて決別した．以後，彼独自の心理療法を確立していった．

ユング心理学の特徴としては，①無意識には意識を補償（compensation）する働きがあり，フロイトの見解とは異なり，自律性と目的志向性があるととらえる，②治療において，ことばよりもイメージによって象徴（symbol）されたものを重視する，③フロイトは現実原則（reality principle）を重視したのに対して，ユングは現実は魂のファンタジーする働きによってつくられるという3点が挙げられる．そのねらいは，個性化（individuation）の実現，つまり無意識内にある本当の自己（self）と意識水準の自我（ego）との統合を目指すことにある．

1）理　論

河合（1967）が著書『ユング心理学入門』において，その理論を紹介している．ユングのパーソナリティ理論としては，図Ⅰ-7に示すものが挙げられ，ペルソナ（persona）とは，個人が対外的に示す行動型や態度のことをいい，ユングのいう自我（ego）とは，個人が意識しうることの統合の中心のことをいう．また，自己（self）とは，自我以上に無意識内に存在する大きな自分のことを意味し，意識の自我をも包含することもあるととらえている．また，影（shadow）とは，無意識内にある気づかれていないもうひとりの自分のことをいう．

ユングはまた，無意識世界を，個人的無意識から集合的無意識（collective unconsciousness）まで多層的にとらえている．集合的無意識とは，人類に普遍

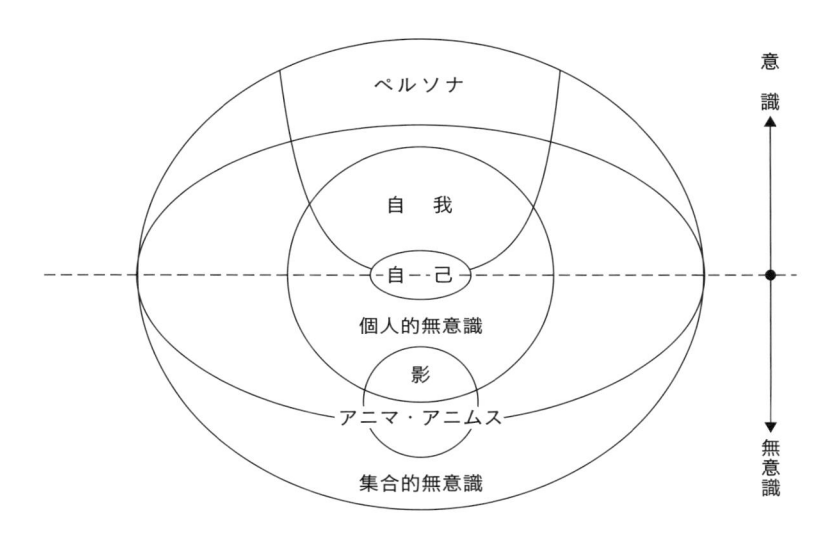

図 I-7 ユングのパーソナリティ論 (Jung, 1919)

的かつアプリオリな無意識内容のことをいい，ユングは，何らかのかたちでこれを意識化すると，創造的なものが生じやすいと説いている。また，アニマ (anima) とは，男性の無意識世界にある女性像のことをいい，逆にアニムス (animus) とは，女性にある男性像のことをいう。ユングは，集合的無意識から発する個人的無意識内容や，アニマ，アニムスのことを元型 (archetype) といった。

またユングは，直観 (intuition) を重視し，ヒトとかかわった直観によって思考，感情，感覚，直観の四つの機能からヒトを四つのタイプに分けた。これをユングの類型論 (typology) という。表 I-13 がそれである。

2) 方　法

成人を対象とした面接，夢分析 (dream analysis)，子どもを対象とした箱庭療法 (sand play) やコラージュ療法 (collage) を行う。いずれにせよ治療者は，クライエントの心の中の象徴化されたものを介してクライエントの個性化を支援していく。

ユング心理学では，精神分析療法学派がいう転移-逆転移についてはうるさ

くなく，むしろ治療者とクライエントとの運命的な出会いや相性の布置（constellation）を重視する。

3）適用範囲

精神病（psychosis）を除く健常者から神経症，パーソナリティ障害まで適用される。とくに喪失経験をして内的目標が確立していないクライエントや，人間関係に悩むクライエントに適している。

4）この学派の特徴

日本ではこの学派の心理療法家は多い。また，箱庭療法学会や遊戯療法学会などの学会も多い。ユング心理学が神秘的な内容を含み，東洋的な傾向があるためか一般市民の関心も深い。しかし，イメージや非言語的交流を重視するあまり，心をとらえる客観性を見失う場合も多い。

5　森田療法（Morita therapy）

医師である森田正馬が，大正時代に確立した心理療法である。森田自身，青年期において神経症的なこだわりに悩み，これを森田神経質（症）と名づけて，自らその治療法を20年かけて確立していった。森田神経質とは，内省的，理知的，心気的な特性を持つ者で，それを森田はヒポコンドリー性基調と呼び，先天的な素質ととらえた。このヒポコンドリー性基調を持つ者が，何らかのきっかけで神経衰弱，恐怖症，不安神経症になった場合を，森田神経症と名づけた。森田療法は，森田神経質（症）の者に対して「とらわれ」を除去していく，今日でいうところの認知行動療法のひとつである。

1）理　論

仏教的思想が背景にあり，「事実唯真」「あるがまま」，つまり気分本位ではなくすべてをあるがままに受け入れて，行うべきことを行うという目的本位を治療原則としている。

その適応・不適応論は，図Ⅰ-8に示す「とらわれ」の機制のように，元々

3章 各種心理療法の概説

表I-13 ユングの類型

タイプ	内向的	外向的
思考型	主観的観念に執着 （理論家）	普遍妥当的理念を重視 （改革家）
感情型	内的感情生活を重視 （宗教家）	調和的, 社交的で親しみやすい （社会事業家）
感覚型	主観世界へ没入 （芸術家）	身体的な享楽を求める （道楽家）
直観型	主観的直観 〔芸術家 夢想家〕	予見・予言の能力 〔事業家 政治家〕

(Jung, 1920)

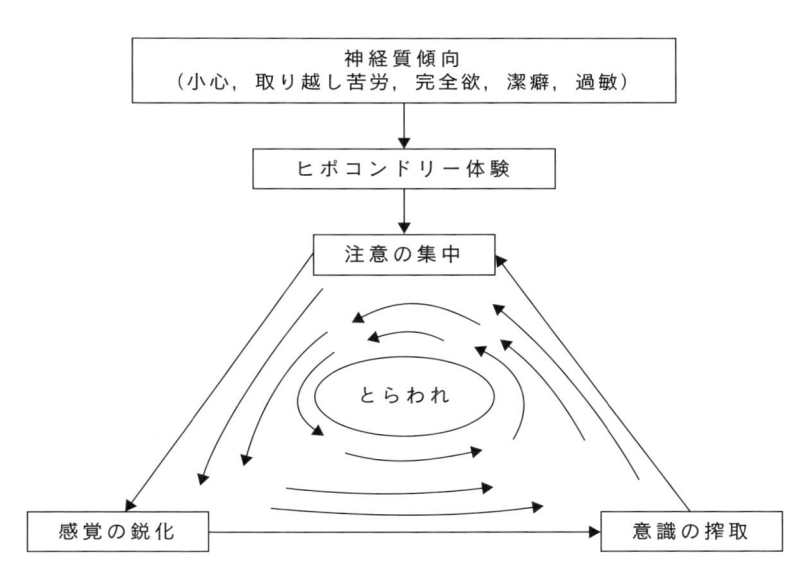

図I-8 「とらわれ」の機制（大原・大原, 1992）

（神経質傾向：小心, 取り越し苦労, 完全欲, 潔癖, 過敏）
→ ヒポコンドリー体験
→ 注意の集中
→ とらわれ
→ 感覚の鋭化／意識の搾取

I 理論編

　ヒポコンドリー性基調の者が，あるきっかけで失敗し，その失敗について注意を集中したため，意識は狭くなり，ますますとらわれていく悪循環となる。これを精神交互作用といい，とらわれまいと思えば思うほど自分の意思とは反する心理状態が生じる。森田は，このことを思想の矛盾ともいい，かくあるべしという思想とかくあるという事実の矛盾がとらわれを生じさせるという。重要なのは事実をあるがままに受け入れ，目的本位の行動をとることであると森田は説いている。

　森田神経質（症）の者はとくに生の欲望が強く，それが死の恐怖に向けられやすい。森田療法は，死の恐怖を生の欲望への認知変容を行うことをねらいとしている。

2）方　法

　森田療法は，約1カ月間の入院治療プログラムで構成されている。

　治療は，クライエントに図 I-9 に示す行動を実践させ，治療者は面接と日記へのコメントを行う。また，クライエントへ不安，恐怖，悩みを排除しないでそれを受け止め，それと付き合っていくことを勧める。

3）適用範囲

　心気症（hypochondria），不安神経症（anxiety neurosis），恐怖症（phobia），書痙（writer's cramp），パニック障害（panic disorder），強迫神経症（obsessive compulsive neurosis）が主な対象であったが，最近ではアルコール依存症（alcohol dependence）やホスピスの過程で，森田療法の考え方を適用することが行われている。

4）この学派の特徴

　昨今は，森田療法を入院治療形態で実施できる病院は少ない。また，森田療法が確立された時代とは異なり，かくあるべしというクライエントよりもむしろ，自己中心的で感情過敏，あいまいな不安を持ち，自我を確立していないクライエントが増えてきていることから，森田療法を行う治療者が少なくなってきている。しかし，誇大自己（grandiose self），つまり自己を顕示し，自己の承

3章　各種心理療法の概説

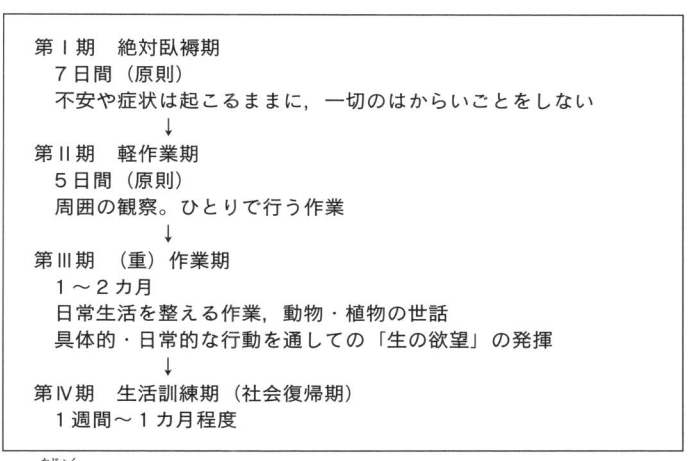

```
第Ⅰ期　絶対臥褥期
  7日間（原則）
  不安や症状は起こるままに，一切のはからいごとをしない
        ↓
第Ⅱ期　軽作業期
  5日間（原則）
  周囲の観察。ひとりで行う作業
        ↓
第Ⅲ期　（重）作業期
  1～2カ月
  日常生活を整える作業，動物・植物の世話
  具体的・日常的な行動を通しての「生の欲望」の発揮
        ↓
第Ⅳ期　生活訓練期（社会復帰期）
  1週間～1カ月程度
```

注：臥褥とは食事便通以外を行わないことを意味する。

図Ⅰ-9　入院森田療法の流れ（塩路・中村，2007）

認を求めたがるクライエントが目立つ今日，森田療法の存在意義は大きい。

6　ゲシュタルト療法（Gestalt therapy）

　パールズ（Perls, F. S.）が創案した心理療法である。治療者とクライエントが一対一で実施することは少なく，グループで実施することが多い。日本では，倉戸ヨシヤによって紹介された。

　この療法は，今，ここでの自己の気づき（awareness）を重視し，気づくことによって，環境のなかにいる自分を全体としてまとまりのある方向へ志向していくことを，治療のねらいとしている。ゲシュタルト心理学（Gestalt psychology）は，図と地との相互関係で現象をとらえるが，この見解を用いて環境のなかにいる自分を全体的に明らかにしていくものである。

1）理　論

　理論としては，ゲシュタルト心理学の見解が基盤にあり，適応・不適応論と

しては，外界（環境）と内界（自分の欲求や感情）とがスムーズな交流ができない場合，未完結の経験（とくに怒り）が多くなり，神経症に陥るととらえる。パールズは，神経症者の取り入れ（introjection），投影（projection），融合（fusion），反転（reversal）の四つが自他境界障害を招くととらえた。

その治療理論は，今，ここでの自分に気づくことを目指し，治療上の原則を打ち出している。その原則とは，①今を重視する，②誰と話しているのかを明確にする，③それ（自分の身体や行動）と私とのことば遣いを明確にして，自分の責任とかかわりをはっきりする，④連続的気づきを拡大していく，⑤他者本人と直接話すこと，⑥他者を操作する質問をしないことの6点である。

2）方　法

身体，夢，行動，ことばなどさまざまな手段を用いて，グループ間で自分に気づかせるゲームを行うことが多い。その主な技法は表Ⅰ-14のとおりである。

表Ⅰ-14　ゲシュタルト療法の主な技法

種　類	説　明	
対話ゲーム （1）トップドッグ （2）アンダードッグ	shouldにこだわる自分 wantにこだわる自分	2人の自分をエンプティ・チェアを用いて対話させる。
未完の行為の完成 （実験）	とくに怒りを表現する。ノーと言えない人がノーと言ってみる。	
裏返し行為をする	反動形成（reaction formation）に気づかせ，逆のことをしてみる。	
誇張法	動作を誇張して表現する。	
感じを味わう	感じに立ちどまり，知覚と幻想，期待とを区分する。	
ドリームワーク	夢は統合への王道であり，夢を劇として，今，演じると夢のメッセージがわかる。	
ボディワーク	他者との身体的交流を通して，緊張や抑圧をとる。肩こりの人が，肩と対話をしてみる。	
ホットシート	椅子に自分や他者がいると想定して，自分や他者との対話をする。	

3）適用範囲

健常者や神経症的傾向の者，および神経症のクライエントに適用する。

4）この学派の特徴

アメリカでは，自己開発をねらいとして臨床心理士がこの療法を行っていることが多い。しかし，日本ではこの療法を行う治療者は少ない。管理化されたエリートビジネスマンやよい子に対して，この療法は本来の自分を気づかせることに向いている。

7　解決志向療法（solution focused therapy）

アメリカのド・シェイザー（de Shazer, S.）やバーグ（Berg, I. K.）によって，1990年代に創案された療法。その理論的基盤は，ホワイト（White, M.）やエプストン（Epston, D.）のいう社会構成主義理論である。この理論は，「ことばの意味は，社会での相互作用と話し合いを通じて理論化されるものであり，ことばは現実を反映しないが，現実を作り出す」という見解に基づいている。

とくに長期心理療法を実施して問題の原因を探し求め，治療者が治療的方向をリードしていく考え方に否定的である。むしろ，短期間で治療者がクライエントがどうなりたいのかを明確にしていき，クライエントの解決能力を信じ，治療的対話（narration）を重視する療法である。解決志向療法のねらいは，自分自身の解明や自我の確立という大きなねらいではなく，日常で生じている問題の解決である。

1）理　論

21世紀を迎えるころ，既存のパーソナリティ理論や心理療法論に行き詰まりを感じる臨床家も増えてきた。人々の自己はあまりにも肥大すぎたのではないか，プライバシーを重視するあまり公共のモラルは低下したのではないか，そもそも一貫した自己，あるいは自我というものが存在するのか，という問題が投げかけられた。その過程で社会構成主義理論が登場し，ナラティ

ブ療法（narrative therapy）が唱えられた。ナラティブ療法は対話を重視し，家族療法，精神分析療法，認知療法の各学派によって微妙な療法の違いがある。

　解決志向療法もこの流れの短期心理療法である。その原則としては，①クライエントに対して何を変えたいのかをまず聞く，②将来どのようになったらよいかを聞き，それを解決目的とする，③クライエントの変化の可能性を信じ，治療者はそれに協力する，④クライエント自身に問題があるとしてとらえず，問題そのものを重視する，⑤小さな変化から大きな変化へと持続性を重視し，うまくいったら続け，うまくいかなかったらやめることを勧めるの5点である。

　また，クライエントをビジター（visitor：受身的に来談する者），カスタマー（customer：自主来談者），コンプレイナント（complainant：問題を他者や外界のせいにして不満を述べる来談者）に分けてとらえ，問題解決の方法もそのタイプによって変えている。

2）方　法

　この療法の主な技法として，表Ⅰ-15に示すものが挙げられる。

3）適用範囲

　日常生活で問題は常に生じている。その意味から目的を問題解決と限定すれば，その適用範囲は健常者から精神病のクライエントまで幅広い。しかし，問題が同定できにくい場合は，この療法は適用されない。

4）この学派の特徴

　20世紀後半，解離（dissociation）を病理とする多重人格（multiple personality）が目立ってきたことから，はたして従来の心理療法によって自我の確立ができるのかという疑問から，このような療法が唱えられた。

　アメリカの1980年代以降の医療経済学的政策から，このような短期療法が進められている。日本では，実験心理学や障害心理学を専攻していた者が心理臨床の指導者になっていることが多いため，この療法は指導しやすく，また誰

表 I-15 解決志向療法の解決への技法

技　法	説　明
プロブレム・トーク (problem talk)	クライエントの抱える問題内容や原因についての話。問題解決療法ではソリューション・トーク（solution talk）を重視する。
ウェルフォームド・ゴール (well formed goal)	具体的な治療目標を設定すること。 「自己実現など難しいことを言わず，クヨクヨしないでどうしたら過食をやめられるか考えましょう」
関係性の質問	クライエントにとって重要な人物を見つけ，クライエントの問題解決が，その人物との関係を表すことばで説明されるように質問する。 「あなたの問題が解決したら，お母さんとはどんな関係になっているでしょう」
割合スケーリング (ratio scaling)	葛藤の程度や変化の程度を，具体的に割合で聞く。 「どの程度学校へ行きたくないの」「50％です」
スケーリング・クエスチョン (scaling question)	上記の割合スケーリングを具体的に数字で答えさせる。 「問題解決は0から10までとすると，どの程度解決されましたか」「4です」
ミラクル・クエスチョン (miracle question)	奇跡が起きて，問題が解決した後のクライエントの姿や生活をイメージさせる。
ワンダウン・クエスチョン (one down question)	治療者がクライエントに教わる質問をして，クライエントと専門的知識を分かち合う。
リフレーミング (reframing)	クライエントの言動や症状を枠つけ直しをする。 例：不登校の子どもに困っている家族が，この際，家族関係を考え直す機会とする。
ノーマライズ (normalize)	それは誰でも一般的にあることと言って励ますこと。
コーピング・クエスチョン (coping question)	「あなたなりにどう対処しますか」と聞くこと。

I 理論編

表I-16 ミルトン・エリクソンの技法

○治療目的：症状除去，問題解決
○主な治療法：・催眠によるトランス（trance）から暗示へ
　　　　　　　・固定した症状をゆさぶって除去させる
○治療観：・クライエントは変わる力を持っている
　　　　　・無意識は変化の力を持っている
　　　　　・症状はパターン化している
　　　　　・クライエントをよく観察して，クライエントの持っているものを利用して治療する（クライエントのことばを利用する）

例1　妄想，幻聴を利用する
・自分がイエス・キリストという誇大妄想を持つクライエントに大工をさせる。
・幻聴を毎日，正しくノートに書き写す。

例2　クライエントの模倣をする：ミラーリング
・ウロウロするクライエントと一緒に治療者がウロウロする。
・クライエントの呼吸に合わせる。

例3　抵抗の逆を教示する
・トランスへ入れないクライエントに，しっかり目をさましておきましょうと教示する。
・不眠症のクライエントに一晩中，ワックスがけをしてもらう。

例4　面倒なことをさせて症状をとる（症状随伴課題）
・右腕を振る習癖のクライエントに，140回，次に135回，次に140回と回数を数えさせて右腕を振らせて，症状をとる。
・旅行恐怖のクライエントに，ドライブ中に面倒な課題を多く与えて遠方という感覚をなくす。

例5　知性と感情を分離させる
・6歳の爪かみ習癖の子どもに，7歳になったら爪が大きくなるからそれがやめられると言う。

例6　メタファー（隠ゆ）を用いて症状除去のポイントに気づかせる
・夜尿をする子どもに，キャッチボールでのタイミングが難しい話を一緒にして，夜尿をやめるタイミングに気づかせる。

例7　痛みに慣れさせる
・歯痛のクライエントに，もっと痛いイメージを連想させて痛みに慣れさせる。

例8　リフレーミング
・7歳のときから頭痛があり，鎮痛剤依存の30歳のクライエントに「7歳のままでいるなんて，君は不誠実だ」と言う。

注：上記の例は明日からすぐ用いる技法ではなく，クライエントの状態や治療状況を判断して行う技法である。エリクソンの症状除去に対する必死の工夫が理解できる。

（O'Hanlon, 1987を改変）

にでもわかりやすく習得しやすいことから，注目され始めている。

また，この療法の源流にはミルトン・エリクソン（Erickson, M. H.）の治療法があり，昨今，日本でもエリクソニアンと名乗るほどエリクソン流の治療観を持つ臨床家も目立ってきた。表Ⅰ-16にエリクソンの技法の代表的なものを示した。

【文　　献】

Bandura, A.（1971）*Social learning theory.* General Learning Press.（原野広太郎・福島脩美訳〈1974〉人間行動の形成と自己制御——新しい社会的学習理論　金子書房）

de Shazer, S.（1988）*Clues: Investigating solutions in brief therapy.* W. W. Norton.

Eysenck, H. J.（1959）Learning theory and behavior therapy. *Mental Science,* **105,** 61-71.

Freud, S.（1904）*Die Freudsche psychoanalytische Method.* Fischer Verlag.（古澤平作訳〈1958〉精神分析療法　フロイド選集15　日本教文社）

Freud, S.（1905）*Drei Abhandlungen zur Sexualtheorie.* Fischer Verlag.（懸田克躬訳〈1953〉性欲論　フロイド選集5　日本教文社）

Freud, S.（1926）*Hemmung, Symptom und Angst.* Fischer Verlag.（井村恒郎・加藤正明訳〈1955〉不安の問題　フロイド選集10　日本教文社）

Freud, S.（1933）*Neue Folge der Vorlesungen zür Einfurüng in die Psychoanalyse.* Fischer Verlag.（古澤平作訳〈1952〉精神分析入門　フロイド選集3　日本教文社）

Jung, C. G.（1919）*Symbole der Wandung. Die Gesammelten Werke von C. G. Jung. Band 5.* Rascher Verlag.

Jung, C. G.（1920）*Psychologische Typen. Die Gesammelten Werke von C. G. Jung. Band 6.* Rascher Verlag.

河合隼雄（1967）ユング心理学入門　培風館

前田重治（1985）図説臨床精神分析学　誠信書房

前田重治（1994）続図説臨床精神分析学　誠信書房

森田正馬（1974）森田正馬全集〔全7巻〕　白揚社

長尾博（1991）学校カウンセリング　ナカニシヤ出版

長尾博（2001）現代臨床心理学講座——心理臨床から臨床心理学へ　ナカニシヤ出版

O' Hanlon, W. H.（1987）*Taproots: Underlying principles of Milton Erickson's therapy and hypnosis.* W. W. Norton.（森俊夫・菊池安希子訳〈1995〉ミルトン・エリクソン入門　金剛出版）

I 理論編

大原浩一・大原健士郎（1992）森田療法　氏原寛ほか共編　心理臨床大事典　培風館

Perls, F. S.（1969）*Gestalt therapy vrbatim.* Bantam Books.（倉戸ヨシヤ監訳〈2009〉ゲシュタルト療法　バーベイティム　ナカニシヤ出版）

Rogers, C. R.（1942）*Counseling and psychotherapy: Newer concepts in practice.* Houghton Mifflin.

Rogers, C. R.（1957）The necessary and sufficient conditions of therapeutic personality change. *Journal of Counseling Psychology,* 21, 91-103.

Rogers, C. R.（1961）*On becoming a person: A therapist's view of peychotherapy.* Houghton Mifflin.（村山正治編訳〈1967〉人間論　ロージャズ全集 12　岩崎学術出版社）

塩路理恵子・中村敬（2007）現代に生かせる森田療法　こころのりんしょう，26(3), 427.

Stampfl, T. G. & Levis, D. J.（1967）Essentials of implosive therapy. *Journal of Abnormal Psychology,* 72, 496-503.

White, M. & Epston, D.（1990）*Narrative means and therapeutic ends.* W. W. Norton.（小森康永訳〈1992〉物語としての家族　金剛出版）

Wolpe, J.（1958）*Psychotherapy by reciprocal inhibition.* Stanford University Press.（金久卓也監訳〈1977〉逆制止による心理療法　誠信書房）

4章 心理療法を始める前と後についての事項

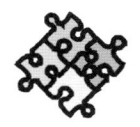

1 始める前の事項

1）治療構造

　治療構造とは，治療者とクライエントとの関係を規定する交渉様式のことをいう。いわば，心理療法を行う枠組みのことである。

　具体的には表Ⅰ-17に示す点が挙げられ，治療構造がなぜ重要であるのかについては表Ⅰ-18に挙げている。

　表Ⅰ-17の(1)「治療者とクライエントの組み合わせ」については，青年期までのクライエントに対しては，治療上の影響が大きいことが明らかにされているが，成人期以後のクライエントに対しては，治療過程が進むにつれて組み合わせの影響が弱くなることが明らかにされている。

　また，(2)「面接室」については，心理療法を行う雰囲気（atmosphere）という視点から重要である。神田橋（1990）は，「心理療法に共通する核は，形がなく，輪郭がなく，ことばによってとらえることができず，イメージの基盤に流れている『それ』，さしあたっては，仮に『雰囲気』と命名すると，病も治療も関係も根源的には，この『雰囲気』のありようである」と述べて，心理療法の雰囲気を強調している。

　図Ⅰ-10は，理想的な面接室の例である。面接室は，明るく心が落ち着く部屋の配置や設置であること，静かで他者からのぞかれたり，聞かれたりしない場所であることが望ましい。ほかにも，適切な天井の高さ，壁やカーテン，カーペットや椅子，テーブル，ソファの色，部屋のにおい，換気などについて，治療者とクライエントが心地良いかどうかを考慮して工夫していく必要がある。

　(3)「対面法」については，図Ⅰ-11のように，クライエントの特徴に応じ

I　理論編

て対面の方法を工夫していく必要がある。中井（1985）は，対面法は病理が重篤なほど好ましくなく，一般的に90度法が好ましいという。

(4)「面接時間，面接回数」については，クライエントに対する見立てや診断（diagnosis），あるいは治療目標と関係しており，短期か長期かの治療契約によって面接回数や時間も定まってくる。

(5)「面接料金」については，2007年時点で厚生労働省が定めた病院における

表I-17　治療構造について

主な要因	説　明
(1) 治療者とクライエントの組み合わせ	同性同士か，異性か，年齢の違い，治療者の臨床経験の程度など。
(2) 面接室	面接室かクライエントの自宅か。また，広さ，明るさの程度，静かであるか騒がしいかなど。
(3) 対面法	図I-11を参照。
(4) 面接時間，面接回数	週何回か，1回の面接時間はどれくらいか，面接間隔はどうか。
(5) 面接料金	有料か無料か，高額か低額か。
(6) 秘密の保持	治療者が秘密保持について，きちんとクライエントに伝えているか，伝えていないか。
(7) 禁欲原則	治療期間中にクライエントは人生における大きな決断，たとえば結婚，就職，入学などをしないこと，または，治療中に生じてきた欲求を治療者へ行動として向けないことを約束すること。

（長尾，2001）

表I-18　治療構造の重要性

○治療構造を軽視すると転移と逆転移が生じやすくなる。
○ヒトの心は，ある枠組みのなかで見るととらえやすい。
○治療構造を軽視すると「行動化」が生じやすくなり，内面を見つめない治療に終わりやすい。

注：行動化（actingout）については本書のIIIアドバンス編のpoint7を参照のこと。

（長尾，2001）

4章 心理療法を始める前と後についての事項

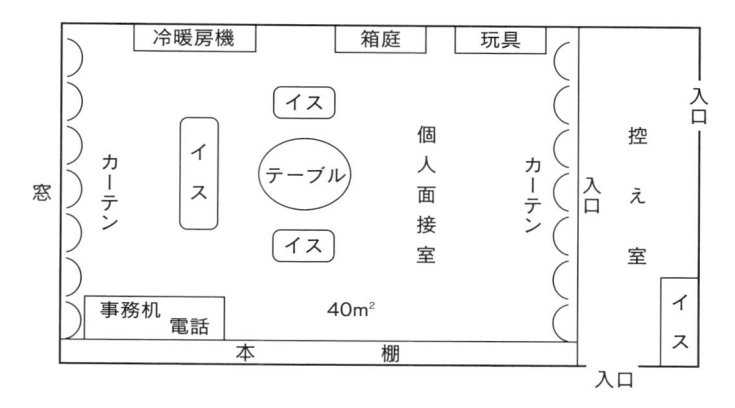

図 I-10 理想的な面接室 (長尾, 1991)

図 I-11 治療者とクライエントの位置関係

Ⅰ　理論編

精神療法の金額は，表Ⅰ-19のとおりである。しかし，臨床心理士がカウンセリングや心理療法を行う場合，その料金の相場というものがない。一般に心理療法は有料であることによって治療契約が成立する。

　また，(6)「秘密保持」については，治療者がプロフェッショナルな意識を持ち，クライエントを大切に思うほど重要なことである。しかし，学校現場でのスクールカウンセラーの場合，カウンセラーと学校側との連携という意味から，クライエントである生徒やその親の述べる内容をすべて，治療者との秘密にしておくとも限らない状況もある。たとえば，生徒が希死念慮があったり，自殺企図について述べたり，あるいはいじめられている事実を述べた場合には，その内容を親や学校側に伝えなければならない状況もある。筆者は，治療者の心理療法の腕とクライエントの秘密厳守は，正の相関があるととらえている。

　(7)「禁欲原則」については，精神分析療法以外の流派は，この原則をクライエントに提示することは少ない。しかし，治療中に生じてきた欲求を治療者へ行動として向けないという約束だけは，どの流派もクライエントに提示している。

2）心理療法の動機づけ

　心理療法を始める前から，心理療法の動機づけ（motivation）の程度は，治療者の側とクライエントの側とで別個に存在する。

　治療者の側の心理療法の動機づけの程度は，臨床経験の乏しさ，心理療法に対する期待や幻想，心理療法家としてのアイデンティティの欠如，あるいは若さなどから非常に強いことが多い。

　一方，クライエント側の心理療法の動機づけは，いわば治療的動機づけであり，それは，どの程度の病識（insight into disease）なのか，あるいは問題意識があるのかどうかという点と関連している。

　表Ⅰ-20は，治療的動機づけの高い場合と低い場合の例を挙げ，治療者によるその対応のポイントをまとめたものである。このように治療開始前から治療者とクライエント双方の心理療法の動機づけは異なるが，治療関係が成立すれば，治療者とクライエントとの相互作用から心理療法の動機づけの程度は変化していく。

4章　心理療法を始める前と後についての事項

表Ⅰ-19　病院における精神療法の料金（2007年現在）

(1)	通院個人精神療法	
	初診療	5,000円
	病院の場合	3,000円
	診療所の場合	3,600円
(2)	通院集団精神療法（治療期間は6カ月間とする）	
		2,700円
(3)	標準型精神分析療法（1回45分間）	
		3,900円

注：患者は保険によって上記の額の3割を支払う。

表Ⅰ-20　治療的動機づけの高い場合と低い場合の例とその対応

治療的動機づけの高い例	対　応
○自主来談 ○来談約束時刻より早く来談する ○初回面接でまくしたてて話す ○ある治療方法を治療者に指定する ○多くの人を連れて来談する	ひととおり，クライエントの話をゆっくりと聞く。クライエントが落ち着いたところで，治療者のほうから，治療には時間がかかることやその方法について，わかりやすく説明する。
治療的動機づけの低い例	対　応
○呼び出し面接 ○青年期のケース 　（未熟さ，不安定，反抗，対人的過敏，警戒心，不信） ○病識の欠如したケース 　（認知症，アルコール依存症，統合失調症，非行など）	○無理やりつれて来られた抵抗感を受けとめる。 ○非言語的交流中心にかかわる。 ○クライエントの興味，関心のある話題から介入する。 ○困っていること，苦しいことはないかを尋ねる。 ○統合失調症の場合，妄想を否定しないこと。 ○青年期ケースの場合，治療者がnew objectとして認知されるように工夫すること。

注：new objectとは親，友人，きょうだい，教師とは異なった今までにない新奇な対象を意味する。

（長尾，2001）

Ⅰ　理論編

　ミラーとロルニック（Miller & Rollnick, 2002）は，パーソナリティや行動が変化していくためには，①その準備段階，②問題や症状についてどの程度そのクライエントは重視しているか，③そのクライエントの持つ意志力，④そのクライエントの能力，とくに自己効力感（self efficacy）を挙げている。彼らはクライエントの治療的動機づけを高めるために，クライエントの「治したいが治したくない」「変わりたいが変わりたくない」というアンビバレンス（ambivalence）に注目すべきであるとし，治療者がクライエントの治療的動機づけを高める方法として，表Ⅰ-21に示す点を挙げ，クライエントのパーソナリティや行動が変化していく準備の兆候として，表Ⅰ-22に示す点があるという。

　表Ⅰ-22に示す点が明らかになると，治療者が表Ⅰ-23に示すチェインジング・トークを呼び覚ます質問をすると，治療的動機づけはさらに高まることを挙げている。

3）心理療法を行ううえでの倫理

　心理療法家としての職業上の倫理がある。表Ⅰ-24は，アメリカの臨床心理士の七つの倫理原則を示している。表Ⅰ-24に示されるように，クライエントの人権の尊重が重要である。

4）環境調整かクライエントの心の治療か

　クライエントの問題や症状，不適応について心理療法を行う場合，その問題や症状，不適応の成因は，図Ⅰ-12に示す環境的要因（親子関係，家庭関係，交友関係，あるいは物理的な環境そのもの）が大きいのか，それともクライエントの個人的要因（素質，パーソナリティ，気質，自我の弱さ）が大きいのかを診断して，心理療法を進める必要がある。

　このうち，前者の環境的要因を改善していくことを環境調整（environmental manipulation）といい，本来はケースワーカー（social case worker）が行う仕事であるが，心理療法家もこの仕事を行うことが多い。また，後者のクライエントの心の改善は，心理療法の目的の中心であるが，治療者がクライエントの現在の状況をとらえてクライエントの苦痛や悩みを早く除去することをねらう

4章　心理療法を始める前と後についての事項

表I-21　クライエントの治療的動機づけを高める方法

(1)　治療者はクライエントと問題，症状に対して協同して改善していく姿勢を持つ。
(2)　クライエントの治したい，変化したい欲求が少しでもあればそれを喚起していく。
(3)　クライエント自らが自律的に治し，変化していく姿勢を大切にする。
(4)　クライエントの治したいが治したくない，変わりたいが変わりたくないアンビバレンスに注目し，治療者はクライエントの変わりたい欲求を強化していく。
(5)　クライエントの治したくない，変わりたくないという抵抗に治療者は反応しないで，それに巻き込まれながら見守っていく。
(6)　クライエントの自己効力感を強化していく。

注：自己効力感（self-efficacy）とは，自分の遂行能力や学習能力にかかわる自信や信念を意味する。

(Miller & Rollnick, 2002)

表I-22　変わる準備ができた兆候

(1)　**抵抗の減少**：抵抗することばや行動が徐々に減っていく。心理療法の関係性における不調和が少なくなり，抵抗が減少する。
(2)　**問題についての議論の減少**：クライエントは気になっている問題について話し尽くしたように見える。それまで問題についていろいろと質問していた人の場合は，質問しなくなる。少なくとも，次の段階を待つ間の一時的な終了感がある。
(3)　**解決**：クライエントはある種の結論に達したように見える。心の平安を得て緊張が和らぎ，荷を下ろして安堵し，心静かな落ち着きを得たように見えるかもしれない。また，喪失感，涙，諦観が見られることもある。
(4)　**チェインジング・トーク**：抵抗が減少するにつれてチェインジング・トークが増える。クライエントが直接変化を語るようになる。現状維持の不利益や，変わることの利点，変化に対する楽観的な気持ち，変わる意志について話し始める。
(5)　**変わることに関する質問**：問題に対して何ができるか，変わることを決心した後，どのように人は変わるのか，などについて質問し始める。
(6)　**将来への展望**：クライエントが，変化した後の生活について話し始める。変化を見通し，変わった後の困難を予想して話す人もいるが，これを抵抗と誤解しないように気をつけたい。もちろんクライエントには，良い結果も見えている。
(7)　**試してみる**：面接と面接の間に時間があれば，クライエントは可能な変化を試験的に実行することがある。

(Miller & Rollnick, 2002)

I 理論編

表 I-23 チェインジング・トークを呼び覚ます，開かれた質問

(1) 現状維持の不利益
- ご自分の最近の状態について，どのような心配をなさっておられますか。
- 血圧をどうにかしなければとお考えになったのは，なぜでしょうか。
- 薬物使用に関係して，困ったことや，嫌な思いをされたことは何ですか。
- あなたやご家族があなたの飲酒について心配されているのはどのようなことですか。
- どういうふうに，この件（飲酒など）が気がかりなのでしょうか。
- あなたが人生でやり遂げたいことを，これはどのように妨げているのですか。
- もし今のままで何も変わらなければ，どのような結果になると思われますか。

(2) 変わることの利益
- 状況がどのように変わればよいと思われますか。
- 体重が減れば，どのような利点があると思われますか。
- 今から5年後に，自分の人生がどのようになっていてほしいと思われますか。
- 魔法ですぐに変わることができるとすれば，生活はどのように良くなるでしょうか。
- 今ここにおいでになったということは，少なくともいくらかは何かしなくては，と思っておられるのでしょうね。変わらなければと思われた主な理由は何ですか。

(3) 変化に対する楽観的な態度
- 変わろうと決意すればできると考えておられる根拠は何でしょうか。
- 変わりたいと望めば変われると，勇気を与えてくれたのは何ですか。
- もし変わろうと決めたなら，どのような方法が良いと思われますか。
- 今までの人生で，このように重要な変化を成し遂げたことがありますか。それはどのようにして変えられたのでしょうか。
- この変化を成し遂げるのに，どのくらい自信がありますか。
- 成功の役に立つあなたの長所は何ですか。
- この変化を成功させるために，誰の援助を受けることができますか。

(4) 変化を決断する意志
- 今ここで，ギャンブルについて何を考えていらっしゃいますか。
- 今あなたは行き詰っていますね。何か変わらなければならないと思われますか。
- これから，どうなさるおつもりですか。
- これはどのくらい大切ですか。これをやり遂げたいと，どの程度思っていますか。
- どういうことであれば，やってみてもよいと思いますか。
- 私の提案のなかで，あなたに一番適しているのはどれですか。
- どのようにすればについて今は考えないで，何が起こればよいと思われますか。
- それで，あなたは何をなさいますか。

(Miller & Rollnick, 2002)

4章　心理療法を始める前と後についての事項

表 I -24　職業倫理の 7 原則

第 1 原則：相手を傷つけない，傷つけるような恐れのあることをしない 　相手を見捨てない。同僚が非倫理的に行動した場合は，その同僚の行動を改めさせる，など。
第 2 原則：十分な教育・訓練によって身につけた専門的な行動の範囲内で，相手の健康と福祉に寄与する 　効果について研究の十分な裏付けのある技法を用いる。心理テストの施行方法を順守し，たとえばテストを家に持ち帰って記入させるなどといったマニュアルから逸脱した使用方法を用いない。自分の能力の範囲内で行動し，常に研鑽を怠らない。臨床心理士自身の心身の状態が不十分なときには臨床活動を控える。専門技術や，その結果として生じたもの（たとえば心理テストの結果）が悪用・誤用されないようにする。自分の専門知識・技術を誇張したり，虚偽の宣伝をしたりしない。専門的に認められた資格がない場合，必要とされている知識・技術・能力がない場合，その分野での規準に従わないケアや技術などの場合，などの際には臨床活動を行わず，他の専門家にリファーするといった処置をとる，など。
第 3 原則：相手を利己的に利用しない 　多重関係を避ける。クライエントと物を売買しない。物々交換や身体的接触を避ける。勧誘をしない，など。
第 4 原則：一人ひとりを人間として尊重する 　冷たくあしらわない。臨床心理士自身の感情をある程度相手に伝える。相手を欺かない，など。
第 5 原則：秘密を守る 　限定つき秘密保持であり，秘密保持には限界がある。本人の承諾なしに専門家がクライエントの秘密を漏らす場合は，明確で差し迫った危険があり相手が特定されている場合，クライエントによる意思表示がある場合，公衆の健康・安全・福祉のために必要な場合，虐待が疑われる場合，そのクライエントのケアなどに直接かかわっている専門家等の間で話し合う場合（相談室内のケース・カンファレンスなど），などである。もっとも，いずれの場合も，できるだけクライエントの承諾が得られるように，臨床心理士はまず努力しなければならない。また，記録を机の上に置いたままにしない。待合室などで他の人にクライエントの名前などが聞かれることのないようにする，といった現実的な配慮も忘れないようにする必要がある。なお，他人に知らせることをクライエント本人が許可した場合，守秘義務違反にはならない。
第 6 原則：インフォームド・コンセントを得，相手の自己決定権を尊重する 　十分に説明したうえで本人が合意することのみを行う。相手が拒否することは行わない（強制しない）。記録を本人が見ることができるようにする，など。
第 7 原則：すべての人々を公平に扱い，社会的な正義と公正・平等の精神を具現する。 　差別や嫌がらせを行わない。経済的その他の理由でサービスを拒否しない。一人ひとりに合った査定や介入などを行う。社会的な問題への介入も行う，など。

(Tabachnik & Spiegel, 1987)

I　理論編

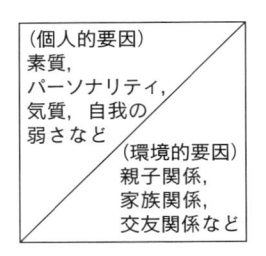

(個人的要因)
素質,
パーソナリティ,
気質,自我の
弱さなど

(環境的要因)
親子関係,
家族関係,
交友関係など

図 I-12　症状,問題,不適応の成因

場合には,クライエントの環境調整を行ったほうがよいこともある。一般にクライエントの内面の改善よりも外側の改善のほうが,容易であることが多い。

心理療法家として腕を上げていくこととは,クライエントの問題や症状,不適応の成因は,クライエントの外か,それとも内の,どちらが大きいのかについての診断ができる能力と,クライエントの外も内も改善できる実力をつけていくことである。

5) 交流手段について

ヒトとヒトとの交流手段として,ことばによる言語的交流(verbal communication)と,ことば以外の非言語的交流(nonverbal communication)との二つがある。心理療法の場合も,治療者とクライエントとの交流手段として,この二つがある。とくに心理療法では,この二つの交流手段によって,情動,感情,イメージの,治療者とクライエントとの共有が重視される。重篤なクライエントや,中学2年生以前の子どもや,知的能力の遅れをもつ子どもの場合には,自己の内的世界をことばを主体に表現しにくいことから,主に非言語的交流によって治療者との情動,感情,イメージの共有が果たされやすい。

表 I-25 は,菅野(1987)による,面接時における非言語的行動の特徴を示したものである。また,表 I-26 は,各種心理療法流派の交流手段と,その交流手段を用いるねらいをまとめたものである。

心理療法は,非言語的交流も重要であるが,できる限り治療過程でクライエントに言語化(verbalization)を図るべきである。フロイト(Freud, 1912)は,ことばは魂を治療するための本質的な工具ととらえ,ロジャーズ(Rogers,

4章 心理療法を始める前と後についての事項

表 I-25 非言語的行動

時間的行動	(1) 面接の予約時間（遅れてくる／早く来すぎる） (2) 面接の打ち切り時間（打ち切りたがらない／早く打ち切りたがる） (3) 肝心の話題に入るまでの時間 (4) 話の総量・グループ面接の場合は話の独占量 (5) 問いかけに対する反応時間（沈黙，など）
空間的行動	(1) 治療者や他のメンバーとの距離 (2) 座る位置 (3) カバンなど，物を置く位置
身体的行動	(1) 視線・アイコンタクト（凝視する／視線をそらす，など） (2) 目の表情（目を見開く／涙ぐむ，など） (3) 皮膚（顔面蒼白／発汗／赤面／鳥肌，など） (4) 姿勢（頬づえをつく／肩が上がったままこわばる／うつむく／身をのり出す／腕を組む／足を組む／半身をそらす，など） (5) 表情（無表情／顔をしかめる／微笑む／笑う／唇をかむ／泣く，など） (6) 身振り（手まねで説明する／握りこぶし／肩をすくめる，など） (7) 自己接触行動（爪をかむ／体を掻く／髪をいじる／鼻を触る／口を触る／指を組み合わせる，など） (8) 反復行動（貧乏揺すり／体を揺する／手による反復行動／ボタン・服・ハンカチなどをもてあそぶ／鼻をかむ，など） (9) 意図的動作（指さす／〈同意〉のうなずき／〈否定〉の頭振り／メモをとる，など） (10) 接触（注意をうながすために相手に触る／握手する，など）
外　観	(1) 体型 (2) 服装（派手／地味／慎み深い／きちんとした着こなし／だらしない着こなし／アンバランスな着こなし，など） (3) 髪型（よく変わる／変わらない／手入れが行きとどいている／手入れが行きとどいていない，など） (4) 化粧（有・無／濃い／薄い／若作り／セクシー，など） (5) 履物 (6) 携行品
音　声	(1) 語調（明瞭／不明瞭・口ごもる／声をひそめる／弱々しい／抑揚がない／子どもっぽい／吃る，など） (2) 音調（ハスキー／かん高い／低い，など） (3) 話し方の速さ (4) 声の大きさ (5) ことば遣い（正確／不正確／かたい／やわらかい／ていねい／ぞんざい／ことば遣いの一貫性，など）

(菅野，1987)

1951)は，ことばは経験それ自体の意味を告げるものとして用いられるとして重視している。

ヒトの二者関係は，乳幼児期の母子関係にも似て，究極のところことば不要の give and take の関係であるが，三者関係に移行するころ，ことばが必要になってくる。神田橋（1990）は，クライエントが行動化（acting out）を示す原因として対話理解の行き詰まりを指摘しており，暴力やリストカット（wrist cutting）などの行動化は，ことばを用いない嗜癖（addiction）となりやすいと述べている。

2 行った後の事項

1）心理療法の中断と終わり方

心理療法を始めたころは，中断ケースを多く経験しやすい。その原因は，ラポール形成の不全，治療者とクライエントの治療目標の不一致，双方の心理療法の動機づけの差，治療者の焦りや共感性の欠如などが挙げられる。治療者は，そのケースがなぜ中断したのかについてケース・カンファレンスなどを通して吟味していくと，心理療法の腕も上がっていく。また，治療者は中断ケースを恐れるあまりクライエントへのサービス過剰にならず，あくまでもその時点のクライエントの心の理解に努めるべきである。

心理療法の終結を決定する要因としては，一般に問題や症状の消失，対人関係の改善，自己洞察の展開などが挙げられる。表Ⅰ-27 は，心理療法の終結のあり方とその留意点をまとめたものである。

フロイト（1937）がいうように，心理療法を終えてもクライエントの心理的成長の終結はない。成田（2004）は，治療の終結の基準としてクライエントに感謝の気持ちが生じたときを挙げている。

子どもに対する遊戯療法（play therapy）においての終結の兆候については，表Ⅰ-28 に示す点が挙げられる（Haworth, 1964）。

よい終結とは，クライエントが治療者のイメージを内的に保持できることである。

4章　心理療法を始める前と後についての事項

表 I-26　各種心理療法流派の交流手段とその交流手段を用いるねらい

心理療法流派	主な心理療法	主な交流手段	交流手段のねらい
来談者中心療法学派	・来談者中心療法 ・フォーカシング	ことば イメージ	○ことばによってクライエントの情動，感情，イメージを共有する。 ○クライエントの体験過程を言語化する。
精神分析療法学派	・精神分析療法	ことば	○クライエントの無意識世界の情動，感情，イメージを，治療者がことばによって「解釈」する。
行動療法学派	・行動療法	ことば 行動	○治療者はことばによって，クライエントの行動の学習を教示する。
ユング学派	・箱庭療法 ・コラージュ療法 ・絵画療法 ・夢分析 など	非言語 （主にイメージ）	○クライエントが作品によって表現したイメージを共有する。 ○治療者はクライエントの表現したイメージの意味について，直観を通して理解していく。

(長尾，2001)

表 I-27　心理療法の終結のあり方と留意点

終結のあり方	留意点
(1) 理想的な終結 治療目的が達成され，クライエントのほうから終結のサインが出る。	○クライエントに治療過程をまとめさせる。 ○クライエントに今後の見通しを明らかにさせる。 ○治療者はクライエントに，「また，何か相談したいことがあったら来談してみてください」と述べる。
(2) 治療者の終結の催促によって終結	○最終面接の2，3回前から，治療者はクライエントに終結について打診してみる。 〔クライエントの治療者からの分離不安が強い場合〕 ○分離不安そのものを話題にしてみる。 ○治療者は，クライエントの治療場面外の対人関係を重視する。 ○面接間隔をあけてみる。 ○クライエントに対する「支持」をひかえて，「表現」や「洞察」を図る。

(長尾，1991)

I 理論編

表I-28 遊戯療法における終結の兆候

(1) 治療者への依存が減る。
(2) 来談している他の子どものクライエントへのこだわりがなくなる。
(3) プレイの終了が自然に終了するようになる。
(4) 自分の性（性別）を受け入れている。
(5) ことばに量的，質的な変化が見られる。
(6) おもちゃへの攻撃や，おもちゃを使った攻撃表現が減る。
(7) 退行した内容のプレイが減る。
(8) 創造的，建設的なプレイ内容が生じる。
(9) 恐怖心が減る。
(10) プレイに一連の物語や方向性が見られる。

(Haworth, 1964)

2）心理療法の効果について

心理療法の効果についてを研究することを，心理療法研究（psychotherapy research）という。

心理療法を受けたクライエントは，実際にどの程度完治しているのであろうか。イギリスのアイゼンク（Eysenck, 1960）は，入院して心理療法を行っていない神経症クライエント群と，精神分析療法を受けた神経症クライエント群とを比較し，精神分析療法を受けていないクライエント群のほうが，治癒率が高いことを明らかにした。さらに彼は，神経症の治療は自然治癒力が大きく，約3分の2のクライエントは自然治癒力によって完治し，心理療法の効果は3割程度，つまり10人のクライエントのうち3人が心理療法によって治癒されることを明らかにした。また，フランク（Frank, 1982）は，心理療法の効果は，偽薬効果（placebo effect）にすぎないと主張している。

しかし，最近では，アメリカのセリグマン（Seligman, 1995）の研究によると，心理療法の効果は87％もあり，その効果は，長期心理療法のほうが短期のものよりも良く，また，能動的なクライエントのほうが受動的なクライエントよりも良いこと，さらに精神科医が行うか臨床心理士が行うかによっての治療効果に差がないこと，心理療法流派によっても治療効果に差がないことを明らかにし，心理療法が効果を示すには，少なくとも6カ月以上の治療期間が必

要であることを報告している。同様に，古くはフィードラー（Fiedler, 1950）の研究でも，心理療法流派によって心理療法効果に差はなく，むしろ臨床家の熟練度が効果を左右することが明らかにされている。

　このように心理療法研究の流れを見ると，どこで，誰が，何を，どんな方法で心理療法の効果について明らかにしたのかが重要であり，とくにその国の心理療法実践の現状，心理療法のどの点の効果を測定するか，また，その測定の方法はどのようなものを用いたのか，ポイントとなることがわかる。

　日本では，まだ心理療法研究は，アメリカやイギリスほどには展開されていない。しかし一般市民は，心理療法に多大な期待を抱いていると思われる。また，若い治療者も心理療法の効果に大きな夢を持っていると思われる。このようなことから，今後は，心理療法の効果を上げていくための心理療法研究が必要であると思われる。

3）スーパービジョンについて

　スーパービジョン（supervision）は監督教育とも訳され，スーパーバイザー（supervisor）がスーパーバイジー（supervisee）に心理療法実践上の示唆，助言，指示，明確化，支持を行い，スーパーバイジーの逆転移に気づかせることをいう。スーパービジョンは，毎週1回2時間あるいは月1回2時間など定期的に行われ，一対一の形態とスーパーバイザー一人に対して複数のスーパーバイジーで行う形態とがある。心理療法の腕を上げていくうえで，スーパービジョンを受けることは必要である。

　また，精神分析療法家が，精神分析療法家となるために自ら精神分析を受けることを教育分析というが，日本では教育分析を受ける治療者は少ない。神田橋（1990）は，教育分析を受けることによって，相手の身になれる能力や心の複雑さが体得できると指摘している。

　心理療法家を目指す者は，初期において，特定のスーパーバイザーに対して心理療法家としての憧れや理想化を抱いたほうがよい。スーパーバイジーは，そのスーパーバイザーのパーソナリティから治療技法，治療論までを一時的に同一化（identification）したほうが，心理療法家としての基本的態度が身につきやすい。その後，スーパーバイジー自らの臨床経験を増やしていくと，自分

なりの心理療法スタイルが形成されやすい。その時点でスーパービジョンは教条主義にならず，スーパーバイザーにとりあえず従ってみるという態度になっていく。

　成田（2004）は，心理療法家として一人前になっていくには，2〜6年間のスーパービジョンを受けることが必要であると述べている。

　一方，スーパーバイザーのほうは，①ケースについての本当のことは，スーパーバイジーがよくわかっていることを知ったうえでのスーパービジョン，②スーパーバイジーに，ときに別の視点でのケースのとらえ方を指摘する，③治療上で生じている客観的事実は，多くはスーパーバイジーとクライエントとの主観的事実であることが多い，④スーパーバイジーのナイーブさを大切にする，⑤スーパーバイジーの長所を指摘してあげる，などを心得ておくべきである。

【文　　献】

　Eysenck, H. J. (Ed.) (1960) *Behavior therapy and the neuroses: Readings in modern methods of treatment derived from leading theory*. Pergamon Press.（異常行動研究会訳〈1971〉行動療法と神経症——神経症の新しい治療理論〔3刷〕　誠信書房）

　Fiedler, F. E. (1950) The concept of an ideal therapeutic relationship. *Journal of Consulting Psychology*, **14**, 239-242.

　Frank, J. D. (1982) The outcome problem in psychotherapy. J. H. Harvey & M. M. Parks (Eds.), *Psychotherapy research and behavior change*. APA Press.

　Freud, S. (1904) *Die Freudsche psychoanalytische Method*. Fischer Verlag.（古澤平作訳〈1958〉精神分析療法　フロイド選集15　日本教文社）

　Freud, S. (1912) *Einige Bemerkungen über der Begriff des UnbewuBten in der Psychoanalyse*. Fischer Verlag.（井村恒郎・小此木啓吾ほか訳〈1970〉自我論・不安本能論　フロイト著作集6　人文書院）

　Freud, S. (1937) *Die endliche und unendliche Analyse*. Fischer Verlag.（小此木啓吾訳〈1969〉終わりあり分析と終わりなき分析　フロイド選集15　日本教文社）

　Haworth, M. (1964) *Child psychotherapy: Practice and theory*. Basic Books.

　神田橋條治　（1990）　精神療法面接のコツ　岩崎学術出版社

　Miller, W. R. & Rollnick, S. (2002) *Motivational interviewing: Preparing people for change*.

4章 心理療法を始める前と後についての事項

2nd ed. Guilford Press.（松島義博・後藤恵訳〈2007〉動機づけ面接法　星和書店）
長尾博（1991）学校カウンセリング　ナカニシヤ出版
長尾博（2001）現代臨床心理学講座——心理臨床から臨床心理学へ　ナカニシヤ出版
中井久夫（1985）治療　中井久夫著作集〔2巻〕　岩崎学術出版社
成田善弘編（2004）心理療法の実践　北樹出版
Rogers, C. R.（1951）*Client-centered therapy: Its current practice implications, and thepry.* Houghton Mifflin.
Seligman, M. E.（1995）The effectiveness of psychotherapy. *American Psychologist*, **50**, 965-974.
菅野純（1987）ノンバーバル・コミュニケーション　春木豊編　心理臨床のノンバーバル・コミュニケーション　川島書店
Tabachnik, P. & Spiegel, K.（1987）Ethics of practice. *American Psychologist*, **42**, 993-1006.

I　理論編

5章　心理療法の基本的技法

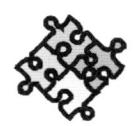

1　自我の強さとは

　心理療法の初回面接において，治療者は診断や見立てを行う。土居（1977）のいう見立てとは，クライエントの診断と予後を含む全体的な見通しのことをいい，土居（1977）はこのことを，治療過程でのクライエントのストーリーを読むことにたとえている。

　神田橋（1990）は診断の機能として，クライエントの今後の見通しや処方の決定を第一に挙げている。心に目鼻をつけることは何かと形骸を生むが，中井（1985）も治療初期に治療方針を早く打ち出すことを勧めている。また，診断の機能の第二点として，医療スタッフが共有する共通言語が使えることを挙げている。さらに診断の第三番目の機能として，クライエントに病についての説明ができることを挙げている。

　クライエントが自分の診断名を尋ねてきたとき，治療者はどのように対応するかについて，神田橋（1982）は，統合失調症については「統合失調症に似ているところもあるが，健康なところがあります」と述べるようにしているという。中井（1976）は，とくに統合失調症者に対しては「心の生ぶ毛」，つまり慎みを持った態度や優しさへの敏感さを大切にすることを挙げている。また，うつ病者に対しては，笠原（1978）によると，希死念慮はないかどうかを問い，表Ⅰ-29に示すような指示を与えることが望ましいという。

　また，診断上で難治ケースであろうと見立てる点として，神田橋（1990）は，主訴において心身相関が認めにくいケースや，治療者からとらえて実感が持てない主訴を持つケース，強い嗜癖を持つケースを挙げている。

　ところで，本書の第Ⅰ編3章で各種心理療法について挙げたが，どの心理療法流派にも共通して役立つ診断基準というものがあるのであろうか。筆者は，

5章 心理療法の基本的技法

精神医学的診断も重要であるが，とくに心理療法を行うにあたって，自我の強さ（ego strength）の程度を見積もるという診断が治療的に役立つととらえている。最初に自我の強さという語を用いたのは，フロイト（Freud, 1923）である。バーンズ（Burns, 1991）は，心理療法の効果を見ていくには，自我の強さの変化という視点が重要であるという。しかし，自我の強さという語は，いまだ精神的健康さのことか，パーソナリティなのか，それとも自我の成熟度を見ているのかがあいまいである。

前田（1976）は，自我の強さの程度をとらえる基準として，表Ⅰ-30 に示す

表Ⅰ-29 治療者がうつ病のクライエントに伝えること

(1) できるだけ早く，かつできるかぎりの休息生活に入らせること。
(2) 少なくとも，治療中自殺を絶対にしないことを約束させること。
(3) 治療終了まで人生にかかわる大問題については，その決定をすべて延期させること。
(4) 治療中，病状に一進一退のあることをくり返し指摘すること。
(5) 服薬の重要性，ならびに服薬によって生じる自律神経の随伴症状を，あらかじめ指摘しておくこと。

（笠原，1978 を改変）

表Ⅰ-30 自我の強さの程度をとらえる規準

(1) 欲求不満耐久度
　　どの程度，がまん強さがあるか。
(2) 適切な自我の防衛度
　　直接に表現することが許されない欲求を，どの程度社会的に受け入れられる形で表現できるか。
(3) 現実吟味能力
　　どの程度，現実を正確に客観的にとらえることができるかどうか。
(4) 心の柔軟性
　　時と場合に応じて，自由に退行したり，緊張・集中したりすることができるかどうか。
(5) 心の安定性と統合性
　　パーソナリティの一貫性とまとまりがあるかどうか。
(6) 自我同一性の確立
　　社会のなかで自分というものをどの程度明確に確立しているかどうか。

（前田，1976）

点を挙げている。また，自我の強さの程度と精神医学的診断名との関係を，表Ⅰ-31のようにまとめている。

表Ⅰ-30と表Ⅰ-31を参考にして，以下に述べる心理療法の基本的技法のうち，クライエントの自我の強さに即応して主にどの技法によって治療を進めていくかという方針を，考慮していく必要がある。

2 関係療法

本書の第Ⅰ編3章で各種心理療法の多くを挙げたが，井村（1952）によれば，いかに時代や文化が変化しようとも，心理療法は大なり小なり，支持（support），訓練（training），表現（expression），洞察（insight）の四つの基本的技法の組み合わせによって構成されているという。しかし，どの心理療法を行うにしても，治療者とクライエントとの関係（relation）なくしてはその療法は展開しない。治療者とクライエントとの関係を治療関係（therapeutic relationship）というが，心理療法流派によってこの治療関係のとらえ方が異なっている。

表Ⅰ-32は，主な心理療法流派の治療関係のとらえ方をまとめたものである。表Ⅰ-32の来談者中心療法のように，治療関係が展開していくことそのものが治療であるという見解がある。タフト（Taft, 1933）やアレン（Allen, 1942）は，クライエントの情動的側面を重視し，治療関係の質や展開を重視する関係療法（relationship therapy）を創案している。精神分析療法学派のなかでもアレキサンダー（Alexander, 1950）は，かつて両親との間でつくりあげていた対象イメージが，治療者との新しい体験によって修正される，修正情動体験（corrective emotional experience）を重視している。

治療関係を見ていく場合，治療者の態度とクライエントに対する共感の程度が重要である。前者の治療者の態度については，サリバン（Sullivan, H. S. 1954）が関与しながらの観察（participant observation），つまり関与しながらクライエントと互いの主観的世界を交流しながら観察し，第三者としてクライエントを客観的にとらえるという，相矛盾する態度を重視している。これは，治療的態度の主観と客観という二面性と，その統合の困難さを示しているとい

表I-31 自我の強さの程度と精神医学的診断との関係

水準	段階	内容	精神医学的診断
正常水準	正常 情動的反応	（とくになし） 現実的なストレス反応 （軽い不安，情動反応，心配状態，一過性の心身症反応）	正常 正常 （不安神経症） 心身症反応
神経症水準	神経症的	やや自我の弱さ（神経症的パーソナリティ） （不安，情動反応，行動障害，軽い心身症）	前神経症状態 心身症
	神経症	自我の弱さ（神経症的パーソナリティ）	神経症 心身症 行動異常
	パーソナリティの障害をともなう神経症	固有の病像に固定 （神経症，心身症，行動障害，習癖など） 自我の弱さ（性格神経症） （根深い神経症，心身症，行動障害など）	神経症 心身症 行動異常
	精神病的反応	自我の弱さ（軽い心因反応）	心因反応
精神病水準	境界例 精神病	自己愛的自我障害 ひどい自己愛的自我障害	境界例 心身症 統合失調症 躁うつ病

（前田，1976）

I　理論編

える。

　また，治療関係を深めるために，治療者自身の個性（逆転移）をどの程度クライエントに表してよいかという治療的態度も，考慮していく必要がある。フロイト（1904）は，クライエント自らが精神内界を洞察していくには，治療者を隠れ身においた中立的態度，つまり治療者の個性をクライエントに示さない態度を重視した。一方，心理療法家のなかには，治療者の自己開示（self disclosure）を積極的に行ったほうが治療関係が深まるので望ましいととらえる立場の者もいる。表Ⅰ-33は，中立的態度と積極的態度の一長一短をまとめたものである。

　このように治療的態度は，治療者の主観性と客観性，治療者の中立性と積極性という両極の矛盾を含んでいるが，その態度がどの位置に落ち着くのかは，治療者がクライエントをどの程度共感できるかにかかっている。

　バリント（Balint, 1959）は，「開業医は，クライエントの話を全身の皮膚の孔を通して聞け」と述べ，ロジャーズ（Rogers, 1942）も「クライエントの心の世界を，あたかも自分自身であるかのように感じとれ」と言い，コフート（Kohut, 1971）もクライエントの自己愛を充足させるために，クライエントの無意識世界も含めて共感すべきであると説いている。このように共感的態度は，心理療法の流派を問わず，心理療法を行ううえで重要な態度である。

　共感能力は，感受性という先天的な能力も含んでいるが，勘という語にも似て，日ごろより共感性を磨く練習も必要である。また，その日の治療者の体調や治療状況によって共感性は左右されやすい。共感は，原則的には，浅い水準の共感から深い水準へと面接回数ごとに進めていくこと，共感した内容をなるべく治療者は言語化すること，クライエントの具体的な内容，エピソードをもとにした共感から，抽象的なことばでまとめられる共感まで展開していくことが望ましい。

　共感は，クライエントの述べたことについて，もし自分であれば○○と感じたであろうと推測していくことが重要であり，下坂（2007）のいうクライエントの体験をなぞることにも連なる。

表Ⅰ-32 各種心理療法流派ごとの「関係」のとらえ方

来談者中心療法学派	出会いを重視し，今，ここでの治療者とクライエントとの信頼，親密，安心に満ちた「関係」が，クライエントの成長，健康，適応へとつながるととらえる。
精神分析療法学派	治療者とクライエントとの「関係」は，「転移」から生じたものであり，クライエントに自らの幼児期の親子関係のパターンを気づかせ，そのパターンが現在のクライエントの人間関係のあり方に影響していることを気づかせることが重要であるととらえる。
行動療法学派	この学派は，治療者とクライエントとの「関係」は，指導者と学習者の関係であるととらえる。
ユング学派	人間関係のあり方は，クライエントの無意識世界にある元型の内容が「布置」（constellation）され，外界に投影されたものであるととらえる。
ナラティブ療法学派	会話の芸術家，対話の建築家としての治療者の役割を持ち，クライエントの物語に参加し創意を促す。

（長尾，2001）

表Ⅰ-33 中立的態度と積極的態度

中立的態度	積極的態度
中立的・受動的・合理的態度の重視	積極的・柔軟的・共感的態度の重視
技法の科学性を重視	人間愛を持った態度の重視
治療者としての分別を守る「隠れ身」を保つ	人間的な親しみと愛情を表現する
「逆転移」を調整	「逆転移」を利用
クライエントの心の内面を重視する	クライエントの適応を重視する
父親的態度	母親的態度
治療の動機づけの希薄なクライエントとはラポール成立が困難	クライエントの「行動化」や「転移」が生じやすい

（小此木，1964を改変）

3 支持療法

　フロイト（1905）は，レオナルド・ダ・ヴィンチの芸術方法にたとえて，心理療法を，クライエントを支持し適応力を強める覆いをつける方法（covering method）と，情動を発散させたりパーソナリティの再構成をねらう覆いをとる方法（uncovering method）の二つに分けた。支持療法は前者に相当し，クライエントの当面の症状（不安）の除去に主眼をおき，従来，適応してきた能力を回復させるとともに，それを維持できるように支えていく治療法である。
　具体的には，表Ⅰ-34に示すような方法が挙げられる。
　支持療法の適用は，主に自我の弱いクライエントが対象となる。支持療法の特徴として，覆いをとる方法とは異なって，クライエントが示す抵抗を直接治療中に扱わない，また転移が生じにくいという点が挙げられる。
　支持は，ウィニコット（Winnicott, 1958）がいう「抱えること」（holding）という語にも似ているが，「抱えること」は，母親的にクライエントの依存を引き受けることを意味する。また，神田橋（1990）は，治療者とクライエントとの関係が生み出す安住の環境を「抱える環境」と呼び，この「抱える環境」を育成するには，治療者がクライエントの心を聞き入ることと，クライエントのプラスイメージを膨らますことを挙げている。この態度は，支持療法を行ううえで最も重要である。サリバン（Sullivan, 1954）も，クライエントの無意識世界を間接的にアプローチしていく支持療法を，実りある療法として強調している。
　支持療法の行ううえでのポイントとしては，治療者のパーソナリティ特性が支持内容を左右しやすく，治療者は，クライエントを支持することを通して自己を相対的にとらえやすいこと，およびクライエントに対しては必要にして最小の支持がクライエントの自立を育成していくことを心得ておくことが挙げられる。

4 表現療法

　表現療法という語は，山中（1994）が，芸術療法（art therapy）という語は

表Ⅰ-34　支持の種類と方法

ねらい		発言例
励ましたり，知識や技術を教えたり，忠告や助言をしたりして心を支える。	保証	Cl「そのことが気になってしかたがないのです」 Th「そうですか。しかし，君が心配しているほどではありませんよ。だいじょうぶです」
	助言	Cl「どうしたらよいのでしょうか」 Th「○○○したほうがよいと思う」
	説得	Th「とにかく君は，○○○すべきだ。そうしたほうが絶対にいいよ。そうだろう」
	再教育	Cl「そのへんに私の問題があると思うのですが……」 Th「そうでしょう。君はいつも○○○という自分の問題で同じパターンをくり返している。今度は，そのへんを考えて，△△△してみてはどうですか」
	暗示	Th「今度は，君は，きっと○○○をする。そのとおりになりますよ」 Cl「はい」

注：Th は治療者，Cl はクライエントを意味する。　　　　　　　　　　（長尾，1991）

　治療者がクライエントの作品を芸術的なものにしたいという意識的，無意識的な願望を抱きやすいというイメージがあることを批判して，新しく提案した語である。

　ヒトの表現方法は，行動，イメージ，ことば，夢など多くあるが，表現療法は，これらさまざまな方法によってクライエントの心を表現させて，治療者とクライエントの双方がクライエントの心を理解し交流を深めて，クライエントの心の安定を図るものである。具体的には，対話，描画，音楽演奏，箱庭，ダンス，詩歌，コラージュ，造形，フィンガーペインティング，スクリブルなどの表現方法がある。表現療法の適用は，健常者から精神病者までと幅広い。

　亀井（2003）は，描画やコラージュなどのイメージを表現することによって，三つの自我機能が働いているという。つまり，魂を描いていく過程そのもの，魂をイメージによって作ること，そして魂をイメージで表現することによって位置づけることを挙げている。

I 理論編

　また，岡田（2004）は，表現療法は，治療場面，箱庭，画用紙などの「器」の中に内的世界を収められること，表現されたイメージを治療者とクライエントが共有できること，さらにクライエントの表現した内容が第三の対象として現れ，それを言語化しやすくなるという特徴を挙げている。表現療法で大切なことは，各回ごとに何を表現しているかという内容よりもむしろ，多くもなくまた少なくもなく，ほどよく（good enough）表現されているかどうかという点が挙げられる。

5　訓練療法

　訓練とは，専門家にあることを教えてもらって，そのことに慣れることをいう。慣れることとは，ほどよくなる，あるいは熟練するという意味がある。心理療法のなかには，不安や恐怖にほどよく慣れたり，その対処を熟練していく訓練療法がある。とくに自律訓練法や行動療法，あるいは森田療法は，訓練療法に含まれる。

　訓練療法の基盤となる視点は，学習（learning）である。学習とは，現代心理学の中核的概念であり，経験によって生じる比較的永続的な行動変容を意味している。学習がうまく成立していくためには，一般に学習していく準備（readiness），つまり心構えや身体や神経の成熟（maturation）が必要であり，学習目的（到達目標）が明確であること，また学習への動機づけが十分であること，さらにマスターすべき行動をくり返すことの根気が大切である。

　神田橋（1990）が，心理療法実践において「心は複雑にとらえ，行動はシンプルにとらえたほうがよい」と述べているように，行動を中心とする訓練療法においては，わかりやすい到達目的と訓練方法の工夫がいる。

　訓練療法の学習目的は，「習うより慣れろ」という格言が示すように，森田療法でいう「あるがまま」の体得や，行動療法でのエクスポージャー法によって不安や恐怖に慣れることを目指している。このように訓練療法は，不安や恐怖に慣れることによって最終的にはそのクライエントの自我は強まり，自己効力感を生むととらえる。

6 洞察療法

洞察（insight）とは，何かを見通すことをいい，俗に気づくこと，また仏教でいう悟ること（realization），つまり明らかに極めることを意味する。洞察という語を最初に用いたのは，ゲシュタルト心理学派である。彼らは，図と地の逆転によって新しいものの見方ができることを，洞察といった。

心理療法における洞察は，自己の精神内界に気づくことをいう。フロイトは無意識内容の意識化を，また，サリバンは自覚（awareness）を，ユングは意識内容と無意識内容の同化（assimilation）を，洞察と同義にとらえている。とくにフロイトは，治療者による解釈によって洞察が果たされていることを強調したが，ロジャーズは逆に治療者の自制を説き，クライエントの経験の自覚によって新しいものの見方ができる洞察を目指した。

表Ⅰ-35は，洞察の種類を示している。洞察にも浅いところから深いところまで，また知的洞察から情動的洞察までの水準がある。

表Ⅰ-35　洞察の種類

ねらい	発言例
〔精神分析療法が目指す洞察〕 症状や行動の背景に隠れている欲求や感情や葛藤に気づかせる。	Cl「学校へ行けなかったのは，お母さんにかまってもらいたい気持ちと，お母さんに逆らいたい気持ちの二つが揺れ動いていたからだと思います」
〔来談者中心療法が目指す洞察〕 ○自分についての肯定的側面や否定的側面の両方を，素直に受けいれるようになることを目指す。 ○空想的な自分のあり方から現実的な方向へ変化していくことを目指す。	Cl「最近，私のほうが間違っていたことがわかりました。母を攻撃していたのは，私の自信のなさだとつくづく思いました。自分に弱いところがあるなあと思います」 Cl「よく考えてみると，無理な理想ばかり追っているようで，○○○している時の自分が本当の自分だなあと思います」

注：Clはクライエントを意味する。　　　　　　　　　　　　（長尾，1991）

I 理論編

　洞察療法は，どのクライエントにも適用できるものではなく，とくにパラノイア（paranoia），否認（denial）という防衛機制が強い者，希死念慮が強い者，自己の価値観を強く固執する者は適用しないほうがよい。
　フェレンチ（Ferenczi, 1926）は，クライエントの適応力を援助する治療法を強調し，洞察は容易には生じにくいと説き，また，神田橋（1990）は，クライエントに洞察が生じた場合，一時的に心の動きが停止することを挙げている。
　洞察療法は，心理療法のなかで精神内界を変化させる方法であるが，半年以内に治療者とのラポールが形成されること，およびクライエントが治療過程に耐えうる自我の強さを備えていることが前提となる。
　1960〜70年代にかけて，アメリカにおける心理療法研究から洞察療法の限界が実証され，今日では以前ほどは注目を浴びなくなっているが，優れた聴き手に出会えば，クライエントは自己を洞察したくなるものである。

7　自我の強さと基本的技法との関係

　本章の冒頭で，自我の強さは精神医学的診断と関連していることを述べた。心理療法を行う場合，初回面接で自我の強さの程度や診断を行い，治療方針を

表I-36　自我の強さと心理療法の基本的技法との関係

自我の強さの程度	病態水準	心理療法の基本的技法
自我が強い	正　常	支持・訓練・関係
中 程 度	神経症的	表現・洞察・関係
	神 経 症	
自我が弱い	パーソナリティ障　害	支持・訓練
	精 神 病	

注：実力のある心理療法家の場合，パーソナリティ障害や精神病のクライエントに対しても「関係」療法によって奏功できる。

（長尾，1991）

5章　心理療法の基本的技法

打ち出さなければならない。つまり，クライエントの自我の強さや診断内容に応じて，本章で述べた2～6までの療法のうち，どの基本的技法を中心に心理療法を行うかの方針を打ち出すことになる。

表Ⅰ-36は，自我の強さと心理療法の基本的技法との関係を示したものである。

【文　献】

Alexander, F.（1950）*Psychosomatic medicine*. W. W. Norton.（末松弘行監訳・赤林朗ほか訳〈1989〉心身医学の誕生　中央洋書出版）

Allen, F. H.（1942）*Psychotherapy with children*. W. W. Norton.（黒丸正四郎訳〈1955〉問題児の心理療法　みすず書房）

Balint, M.（1959）*Angstlust und Regression*. Stuttgart.

Burns, D. P.（1991）Focusing on ego strength. *Archives of Psychiatric Nursing*, 5, 202-208.

土居健郎（1977）方法としての面接——臨床家のために　医学書院

Ferenczi, S.（1926）*Further contributions to the theory and technique of psychoanalysis*. Hogarth Press.

Freud, S.（1904）*Die Freudsche psychoanalytische* Method. Fischer Verlag.（古澤平作訳〈1958〉精神分析療法　フロイド選集15　日本教文社）

Freud, S.（1905）*Drei Abhandlungen zür Sexualtheorie*. Fischer Verlag.（懸田克躬訳〈1953〉性欲論　フロイド選集5　日本教文社）

Freud, S.（1923）*Das Ich und das Es*. Fischer Verlag.（井村恒郎訳〈1954〉自我論　フロイド選集4　日本教文社）

Howorth, M.（1994）*Child psychotherapy*. Aronson.

井村恒郎（1952）心理療法　世界社

亀井敏彦（2003）イメージと心理療法　横山博編　心理療法　新曜社

神田橋條治（1982）私の分裂病治療　臨床精神病理，3(1)，1-10.

神田橋條治（1990）精神療法面接のコツ　岩崎学術出版社

笠原嘉（1978）うつ病（病相期）の小精神療法　季刊精神療法，4，118-124.

Kohut, H.（1971）*The analysis of the self: A systematic approach to the psychoanalytic treatment of narcissistic personality disorders*. International Universities Press.

前田重治（1976）心理面接の技術——精神分析的心理療法入門　慶応通信

長尾博（1991）学校カウンセリング　ナカニシヤ出版

Ⅰ　理論編

長尾博（2001）現代臨床心理学講座――心理臨床から臨床心理学へ　ナカニシヤ出版
中井久夫（1976）分裂病の慢性化問題と慢性分裂病状態からの離脱可能性　分裂病の精神病理5　東京大学出版会
中井久夫（1985）治療　中井久夫著作集〔2巻〕　岩崎学術出版社
岡田敦（2004）表現療法　成田善弘編　心理療法の実践　北樹出版
小此木啓吾編（1964）精神療法の理論と実際　医学書院
Rogers, C. R. (1942) *Counseling and psychotherapy: Newer concepts in practice*. Houghton Mifflin.
下坂幸三（2007）心理療法のひろがり　金剛出版
Sullivan, H. S. (1954) *The psychiatric interview*. W. W. Norton.（中井久夫ほか訳〈1986〉精神医学的面接　みすず書房）
Taft, J. (1933) *The dynamics of therapy in a controlled relationship*. Macmillan.
Winnicott, D. W. (1958) *Transitional object and transitional phenomena*. Tavistock Publications.（北山修監訳　〈1990〉　児童分析から精神分析へ　岩崎学術出版社）
山中康裕（1994）第14回国際表現病理・芸術療法学会講演集

II　ワーク編

※ワークを行うにあたり，
前もって
ワークの評定やふり返りのところは
読まずに
行うようにしよう。

II ワーク編

ワーク1　自律訓練法
（autogenic training）

　自律訓練法は，シュルツ（Schultz, 1932）によって創案された。注意の集中，自己暗示の練習により全身の緊張を解き，心身の状態を自分でうまく調整できるように工夫された段階的訓練法である。

【実施される目的】主にストレスの緩和，不眠やあがり対策，集中力や持続力の向上のために実施される。
【場　所】二人だけの部屋
【所要時間】90分間
【方　法】パートナーを組み，図Ⅱ-1のように椅子に座る。後ろのパートナーは，ストップウォッチを見ながら，相手に以下に示す教示を与える。

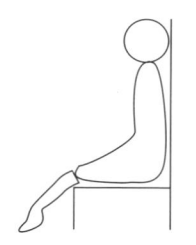

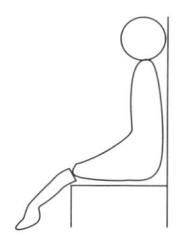

図Ⅱ-1　自律訓練法のワーク形態

ワークの教示

(1)　あなたの一番，楽な姿勢で座ってください。
(2)　軽く目を閉じてください。深呼吸を軽く3回してください。
(3)　気持ちが落ち着いています。（くり返し教示：2分間）
(4)　右手が重たくなります。（くり返し教示：2分間）

(5)　左手が重たくなります。（くり返し教示：2分間）
(6)　右足が重たくなります。（くり返し教示：2分間）
(7)　左足が重たくなります。（くり返し教示：2分間）
(8)　気持ちが落ち着いています。（くり返し教示：1分間）
(9)　右手が温かくなります。（くり返し教示：2分間）
(10)　左手が温かくなります。（くり返し教示：2分間）
(11)　右足が温かくなります。（くり返し教示：2分間）
(12)　左足が温かくなります。（くり返し教示：2分間）
(13)　気持ちが落ち着いています。（くり返し教示：1分間）
(14)　心臓が静かに打っています。（くり返し教示：2分間）
(15)　気持ちが落ち着いています。（くり返し教示：1分間）
(16)　楽に息をしています。（くり返し教示：2分間）
(17)　気持ちが落ち着いています。（くり返し教示：1分間）
(18)　胃のあたりが温かい感じがします。（くり返し教示：2分間）
(19)　気持ちが落ち着いています。（くり返し教示：1分間）
(20)　額が涼しい感じがします。（くり返し教示：2分間）
(21)　はい，これで終わります。目をあけて，腕を強く屈伸してください。

(1)〜(21)が終了したら，今の感じを自律訓練シートに記入してもらう。次に上記のワークを交代して実施する。

評　定

自律訓練シート

今の感じに○印をつけてください。						
(1) 緊張感は	1	ある	2	わからない	3	ない
(2) 気分は	1	悪い	2	わからない	3	良い
(3) 身体は	1	重い感じ	2	わからない	3	軽い感じ
(4) 身体は	1	かたい感じ	2	わからない	3	やわらかい感じ
(5) 意識は	1	さえている	2	わからない	3	眠い感じ

(6)	不安感は	1	ある	2	わからない	3	ない
(7)	抑うつ感は	1	ある	2	わからない	3	ない
(8)	怒りは	1	ある	2	わからない	3	ない
(9)	パートナーが言ったとおりの感じが	1	ある	2	わからない	3	つかめた
(10)	終えた満足感は	1	ない	2	わからない	3	ある

注：パートナーが実施中，眠ったらそのまま続けて教示してもよい。

ワーク1のふり返り

　自律訓練シートを見て，○印をつけたものをそのまま得点として合計を算出する。10～30点の幅であるが，得点が高いほど自律訓練は達成されているととらえる。力まないで何かに自分を任せる感じで行うとよい。

　自律訓練法は，ワーク教示の(1)〜(21)を標準公式といい，これをひとりで1日3回，1回5～10分間練習して行う。教示の(4)(5)から(6)(7)へと一つずつ進めるが，標準公式をマスターするには2，3カ月間かかるといわれている。

　標準公式をマスターすると特殊練習といって，①器官調整法（たとえば夜尿症児には膀胱が温かいと暗示をかける），②自己鍛錬法（たとえばタバコを吸わないでいられる），③瞑想練習法（あるイメージを抱かせる練習をして，従来悪いイメージを抱いていたものを良いイメージに変えていく）などを行って，自我を強化していく。

【文　　献】

佐々木雄二（1976）自律訓練法の実際──心身の健康のために　創元社
Schultz, J. H.（1932）*Das Autogene Training*. Thieme.

ワーク2 なぐり描き
(scribble and squiggle)

　これから行うワーク2～5の表現療法は，初回面接からいきなり実施するものではなく，クライエントとのラポールがある程度形成されてから始めるほうがよい。また，他の療法が見当たらないから何となくやってみる療法であってはいけない。とくにワーク2～5の表現療法は，昨今，注目されている行動化しやすい青年に対して精神内界の展開を図るには，ふさわしい療法である。一般にこれらを適用する治療期間は，2年以内とされる。

　　　　　　　　　　　＊　　　＊　　　＊

　なぐり描きとは，主に子どもに対して行う描画法のことで，ナウンバーグ（Naumburg, 1966）のスクリブル法と，ウィニコット（Winnicott, 1971）のスクイッグル法がある。スクリブル法は，クライエントになぐり描きを行わせ，描いた内容を何であるか見立てさせて，彩色させるものである。スクイッグル法は，治療者とクライエントが交互になぐり描きを行い，二人で描画内容について何かを見立て，彩色していくものである。

【実施される目的】治療者とのラポールの形成のためや，表現療法のひとつとして実施される。心に問題を持つ子どもや，摂食障害，強迫神経症，妄想型統合失調症のクライエントに適用しやすく，長期の不眠症や急性期の統合失調症のクライエントには適用しない。

【用意するもの】A4の画用紙7枚，4Bの鉛筆2本，12色のクレヨン

【場　所】教室

【所要時間】90分間

【方　法】

1）スクリブル法

　A．パートナーを組み，どちらかが先に図Ⅱ-2に示す「なぐり描き」（乱

暴な絵）を見せて，「たとえば，こんなふうに何かを描こうと考えないで自由に鉛筆で画用紙の上になぐり描いてください」と教示する。それを聞いたパートナーは，画用紙に自由になぐり描きをする。
- B．作品を前にパートナーは，「この作品から何かものの形が見えてきませんか。見えてきたら教えてください」と尋ねる（ネーミング）。
- C．見えてきた形を聞いたら，「では，見えたものをそれらしく見えるようにクレヨンで自由に色を塗って仕上げてください」と教示する。
- D．A〜Cが終了したら，交代して同様にA〜Cを行う。

2) スクイッグル法
- A．パートナーは，スクリブル法と同様である。どちらかが先に画用紙に鉛筆でなぐり描きを行い，それを見ていたパートナーは，何かその作品から像が見えないか，鉛筆でそのなぐり描きにつけ加える。この作業を3回ぐらい交互に1枚の画用紙で描き，作品を完成させて，ネーミングをつけた後，今度はクレヨンで色を使ってパートナーと交互に塗っていく。
- B．Aの過程で，パートナーと作品について物語を作ったり，エピソードを挙げて話し合ってみる。
- C．AとBの方法を5回，画用紙を変えて行ってみる。

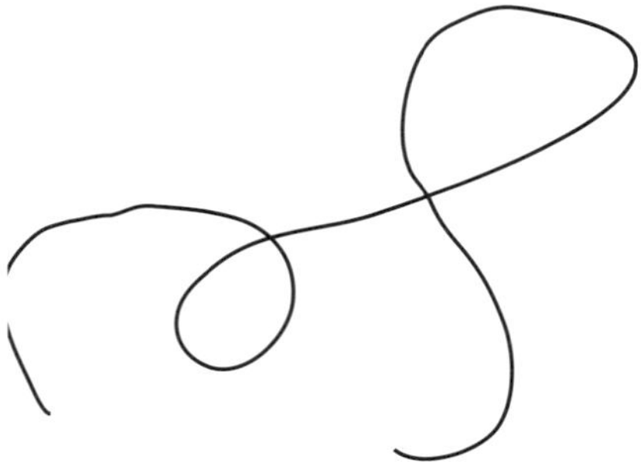

図Ⅱ-2　なぐり描き（乱暴な絵）の例

ワーク2　なぐり描き

■ 評　定

1) パートナーの実施中の態度

あなたなりに，パートナーが「スクリブル法」を行っている過程で示した態度を，表Ⅱ-1に示す態度のうちどれか評定してみよう。

次に，下記の表Ⅱ-1を見て，あなたなりにパートナーが「スクイッグル法」を行っている過程で示した態度を評定してみよう。

2) 作品の評定

A．スクリブル法の評定

あなたなりにパートナーがスクリブル法を行ってできた作品を見て，表Ⅱ-2をもとに評定してみよう。評定の方法は，線の特徴において(a)～(j)までで何個当てはまるか，次に彩色の特徴において(a)～(h)までで何個当てはまるか，最後にネーミングの特徴において(a)～(d)のうちどれかを判断して○印をつける。

B．スクイッグル法の評定

あなたなりに，パートナーとスクイッグル法で行ってできた1枚目から5枚目までの作品をそれぞれ見て，表Ⅱ-2をもとに評定してみよう。その方法は，Aと同様である。

表Ⅱ-1　パートナーの態度の評定（○印をつける）

態　度	スクリブル法	スクイッグル法
○協力的態度		
○遠慮		
○攻撃的態度		
○依存的態度		
○臆病・服従的態度		
○落ち着かない		
○冷淡		
○支配的態度		

II　ワーク編

表II-2　なぐり描きの評定

(1)　線の特徴 　(a)　空白が多い　　　　　　　　(g)　文字の書き込みがある 　(b)　幾何学的な形が多い　　　　(h)　動物がない 　(c)　常同的で単純な描写が多い　(i)　描線の追加や修正がない 　(d)　不連続な線が多い　　　　　(j)　斜線が多い 　(e)　線の筆圧が弱い 　(f)　線の動きが少なく静的
(2)　彩色の特徴 　(a)　彩色の種類が少ない（2,3色） 　(b)　画用紙を回転しないで塗っていた 　(c)　輪郭（枠）だけの彩色 　(d)　混色がない 　(e)　陰影づけがない 　(f)　色が薄い 　(g)　白，灰色，黒で描かれている 　(h)　現実と異なる彩色
(3)　ネーミングの特徴 　(a)　描画内容に不安のあるネーミング 　(b)　強引に過去からの生活史に結びついたネーミング 　(c)　ネーミングができない 　(d)　(a)〜(c)以外

（松瀬，1995を改変）

表II-3　スクイッグル法による描画の印象

(a)　退行的内容 　　例：よく内容がわかりにくい (b)　ある種の心の投影をしている内容 　　例：マンガ，絵本によく出てくる内容 (c)　まとまりのある内容 　　例：形がしっかりしており，リズムがある (d)　創造的な内容 　　例：芸術作品に近い内容

ワーク2　なぐり描き

表Ⅱ-4　スクリブル法とスクイッグル法の評価比較

（作品ごとに表Ⅱ-2を見て，当てはまる項目記号を書く）

評定視点	スクリブル法	スクイッグル法		
線の特徴		1枚目		
		2枚目		
		3枚目	表Ⅱ-3の分類のうちどの分類に当てはまるか	
		4枚目		
		5枚目		
彩色の特徴		1枚目		
		2枚目		
		3枚目		
		4枚目		
		5枚目		
ネーミングの特徴		1枚目		
		2枚目		
		3枚目		
		4枚目		
		5枚目		

　また，5枚の作品をそれぞれ見て，表Ⅱ-3の(a)〜(d)のどれに当てはまるか1枚ごととらえてみよう。

　AとBの評定をまとめるために表Ⅱ-4がある。表Ⅱ-4を埋めてみよう。

ワーク2のふり返り

1）パートナーの態度から見た関係性について

　パートナーのスクリブル法での態度はどうであっただろうか。この態度は，パートナーのパーソナリティ特性を示しているととらえられる。また，パートナーのスクイッグル法での態度はどうであっただろうか。あなたとパートナーとの関係性が深まれば，スクリブル法の態度とは異なって，「協力的」あるい

は「依存的」な態度に変化していったかもしれない。「なぐり描き」を行ってパートナーとの関係性の形成を実感してもらいたい。

2）作品の評定について

スクリブル法において作品の評価を表Ⅱ-2をもとに行ったが，当てはまる項目が多いほど心の問題があるととらえる。なお，ネーミングの特徴において，(d)であれば心に問題はないととらえる。

同様にスクイッグル法においても，作品の評価を行って心の問題はないかを見てみる。

スクイッグル法では，1～5枚目までの内容の展開があるかどうかが大切である。表Ⅱ-3の分類基準をもとに，1～5枚目までの過程で(a)→(b)→(c)→(d)と展開できていたら理想的である。作品をそれぞれ見て心の問題があるととらえられたら，具体的にどのような問題があるのかを自分で考えてみよう。

【文　献】

松瀬喜治（1995）なぐり描き法の描画特性に関する病理指標の作成　心理臨床学研究, 13, 241-251.

Naumburg, M.（1966）*Dynamically oriented art therapy: Its principles and practice.* Grune & Stratton.

白川佳代子（2001）子どものスクィグル──ウィニコットと遊び　誠信書房

Winnicott, D. W.（1971）*Therapeutic consultation in child psychiatry.* Hogarth Press.

ワーク3　コラージュ
（collage）

　コラージュとは，糊で貼るという意味である。雑誌などの印刷物から切り抜きを台紙に貼って，心を表現していくコラージュ療法（collage therapy）という作業療法が，アメリカで展開された。日本では，森谷（1999）が心理療法としてのコラージュ療法を導入した。

　箱庭や風景構成法に比べて，社会に通用しやすい表現をするという拘束性が弱く，なぐり描きのように，あいまいで不気味なものに不意に直面しなくてもよいという安全性がある。中井（1993）によれば，作品をまとめる方向と散らばる方向の作用が，コラージュ過程で生じる自由性があるという。

【実施される目的】治療者とのラポールの形成のためや，表現療法のひとつとして実施される。精神遅滞（mental retardation）の子どもや，認知症（dementia）の高齢者，統合失調症のクライエントなど幅広く適用される。

【用意するもの】A4の画用紙2枚，ハサミ，糊，好みの雑誌 2,3冊程度，新聞紙，広告，通信販売のカタログ

【場　所】教室

【所要時間】90分間

【方　法】
　　A．パートナーを組み，どちらかが先に「雑誌やカタログのなかから好きなものや気になるものを切り抜いて，画用紙の上に約30分間で好きなように貼りつけてください」と教示する。制作過程でパートナーは作品について語りかけてもよい。
　　B．パートナーの作品が終了したら，交代してコラージュ制作を教示して実施する。

Ⅱ　ワーク編

■ 評　定

1) パートナーの実施中の態度

あなたなりに，パートナーがコラージュ制作を行っている過程で示した態度を，表Ⅱ-1をもとに評定してみよう。

2) 作品の評定

あなたなりに，パートナーが制作した作品について，表Ⅱ-5をもとに評定してみよう。

■ ワーク3のふり返り

1) パートナーの態度から見た関係性について

パートナーがコラージュ制作過程で示した態度は，どうであっただろうか。制作過程での態度が変化していき，「協力的」あるいは「依存的」な態度になった場合，あなたとの関係は深まっていったととらえられる。

2) 作品の評定について

制作手順が，表Ⅱ-5の(1)(a)の制作行動パターンであれば，傷つきやすさ，過度な慎重さや，知的能力の低さがとらえられる。

また，素材の種類が少ない，空白が多い，無彩色が多い場合は，慎み深く，気分の沈滞がとらえられ，制作時間が早い場合は，動機づけの欠如，衝動性の強さや不適応傾向がとらえられる。重ね貼り，はみ出しがある場合，知的能力の低さがとらえられる。

次に表現内容についてはパーソナリティと関連し，人間素材が多いほど負けず嫌いであり，また，後ろ姿，帽子やマスクをつけた人間の場合は対人恐怖傾向が強い。部分的な動物素材が多いほど攻撃的であり，植物素材があるほど支配性が強く，建物素材があるほど非協調的で，乗物素材がある者は活動的であるといえる。また，目の登場は抑うつ傾向があり，武器を示す者は負けず嫌い

ワーク3　コラージュ

表II-5　コラージュ作品の評定基準

(1)	制作手順	(a), (b), (c)のどれかに○印をつける		
	(a)	最初から素材を1枚切り抜くごとに貼りつけていった。		
	(b)	最初から複数の素材を切り抜いていき，後でそれらをまとめて貼りつけていった。		
	(c)	(a)と(b)の二つの手順をとっていた。		
(2)	制作行動パターン	(a), (b)のどれかに○印をつける		
	(a)	①素材を探索する，②素材を選び切り出す，③画用紙に選んだ素材を置いてみたり，移動したりして位置を固定する，④画用紙に貼る，の順で制作していた。		
	(b)	上記の①と②の次に③と④が同時に行われて制作していた。		
(3)	表現方法の特徴	当てはまることに○印をつける		
	(a)	素材の種類	多い	少ない
	(b)	制作時間	30分間	早く終わった
	(c)	空白	多い	少ない
	(d)	重ね貼り	ある	ない
	(e)	はみ出し	ある	ない
	(f)	色の特徴	無彩色が多い	種類が多い
(4)	表現内容の特徴	当てはまることに○印をつける		
	(a)	人間	多い	少ない　　　ない
	(b)	人間について	全体像	部分像
		人間について	正面の姿	後ろ姿
	(c)	動物	ある	ない
	(d)	植物	ある	ない
	(e)	建物	ある	ない
	(f)	乗物	ある	ない
	(g)	目	ある	ない
	(h)	武器	ある	ない
	(i)	ストーンサークル	ある	ない

(5)　全体の印象　　当てはまることに○印をつける

	強い	ふつう	強い	
活動的				非活動的
安定している				不安定
やわらかい				かたい
がんばっている				無気力な
現実的な				子どもっぽい

(佐藤，1998，2002を改変)

が多く，ストーンサークルの登場は情緒的に安定し外向的な者に多い。

　全体の作品の印象については，活動的，安定している，やわらかい，がんばっているイメージが心の健康状態を象徴しているが，コラージュは退行しやすい傾向があり，子どもっぽい印象の作品も登場しやすい。

【文　　献】

　森谷寛之・杉浦京子編（1999）コラージュ療法　現代のエスプリ386　至文堂
　中井久夫（1993）コラージュ私見　森谷寛之ほか編　コラージュ療法入門　創元社
　佐藤静（1998）コラージュ療法の基礎研究　心理学研究，69，287-294.
　佐藤静（2002）コラージュ制作者の性格特性と作品特性　心理学研究，73，192-196.

ワーク4　風景構成法
(landscape montage technique)

　中井（1971）が，主に統合失調症のクライエントに対して考案した表現療法である。箱庭での表現が三次元であるのに対して，画用紙に風景を描かせる二次元の表現であることに特徴がある。風景を描くことによって空間の大きさ，広がり，奥行きなどから，未来指向的態度，心のまとまり，感情の豊かさ，繊細さなどを見ていく。

【実施される目的】治療者とのラポールの形成のためや，表現療法のひとつとして実施される。暦年齢では，6歳以上の子どもから適用できる。また，さまざまな病態水準のクライエントに適用できるが，中井（1971）によれば，うつ病や，統合失調症の発症初期や，破瓜型（hebephrenia）の統合失調症には行わないほうがよいという。

【用意するもの】A4の画用紙2枚，黒のサインペン，24色のクレヨン（クレパス），レポート用紙2枚

【場　所】教室

【所要時間】60分間

【方　法】
　　A．パートナーを組み，どちらかが先に，黒のサインペンでA4の画用紙の四角をフリーハンドで枠づけをする。
　　B．枠づけをしたパートナーは，「私の言う順にサインペンで描きこんでいって，全体として一つの風景になるようにしてください。上手や下手はありません」と教示し，次の順にパートナーに一つひとつ描いてもらう。(a)川，(b)山，(c)田，(d)道，(e)家，(f)木，(g)ヒト，(h)花，(i)動物（生き物），(j)石。描画の拒否は認めてよい。
　　C．描き終えたら，「直したいところや付け加えたいものがあったら，

II　ワーク編

自由にやって風景を仕上げてください」と言う。
D．次に，その風景に「自由に彩色してください」と教示する。
E．彩色が終わったらパートナーは以下の質問をして，レポート用紙に答えを記入させる。(a)川の流れの向き（矢印で示す），(b)季節はいつごろか，(c)時刻は一日のうちでいつごろか，(d)天気は，(e)ヒトの性別，年齢，何をしているところか，(f)動物は何か，(g)全体としてどのような風景か。
F．A～Eが終了したら，交代して同様にA～Eを行う。

■ 評　定

1）パートナーの実施中の態度

あなたなりに，パートナーが風景を描いている過程で示した態度を，表II-1をもとに評定してみよう。

2）作品の評定

A．構成型について

風景構成法の構成型については，表II-6に示す高石（1994）による七つの型がある。

一般に大学生の場合，表II-6のV型あるいはVII型が多い。I型からIV型までは，未熟な構成ととらえられる。空白の多い構成の場合，心気症（hypochondria）傾向があるといわれる。あなたの作品は，表II-6のどのタイプかを，パートナーと見てみよう。

B．アイテムごとの特徴について

引田（1986）や皆藤（1988）の研究をもとに，アイテムごとの一般的傾向とまれな例を整理したものが，表II-7である。表II-7をもとにあなたの作品の特徴をとらえてみよう。

ワーク4　風景構成法

表 II-6　風景構成法の構成型と分類基準

I	羅列型	全要素ばらばらで，全く構成を欠く。
II	部分的統合型	大景要素（*）同士はばらばらだが，大景要素と他の要素（中景・小景）とが一部結びつけられている。基底線（**）の導入が認められることもある。
III	平面的部分的統合型	大景要素と他の要素の結びつきに加えて，大景要素同士の構成が行われている。しかし，それは部分的な統合にとどまり，「空とぶ川」「空とぶ道」などの表現が見られる。彩色されていない空間が多く残り，宙に浮いた感じが特徴的である。視点は不安定で，複数の基底線が使用されている。遠近・立体的表現はない。
IV	平面的統合型	視点は不定多数だが，視向（***）は概ね正面の一方向に定まり，すべての要素が一応のまとまりをもって統合されている。しかし，遠近・立法的表現は見られず，全体として平面的で貼りついたような感じが特徴的である。奥行は上下関係として表現されている。
V	立体的部分的統合型	視向が正面と真上（あるいは斜め上方）の二点に分かれ，部分的に遠近法を取り入れた立体的表現が見られる。しかし，大景要素間でも立体的表現と平面的表現が混在し，全体としてはまとまりを欠く分裂した構成になっている。「空からの川」など画用紙を上下に貫く川の表現が特徴的であり，その川によって分断された左右の世界が，二つの別々の視点から統合されていたりする。鳥瞰図や展開図的表現が見られることもある。
VI	立体的統合型	視点・視向とも，斜め上方あるいは正面の一点に概ね定まり，全体が遠近・立体感のあるまとまった構成になっている。しかし，「平面的な田」「傾いた家」など一部に統合しきれない要素を残している。
VII	完全統合型	一つの視点から，全体が遠近感をもって，立体的に統合されている。

注：*　…大景群とは，川，山，田，道，中景群とは，家，木，ヒト，小景群とは，花，動物，石のことをいう。
　**　…基底線とは，一本の横線を描き，その上にさまざまなものを描いて上下関係を表そうとするときの線をいう。
　***　…視向とは，視点が注がれている向きのことをいう。

(高石，1994)

II ワーク編

表II-7 風景構成法の各アイテムごとの傾向

アイテム	一般的傾向	まれな例
川	・右上より左下の流れ	・真横の流れ ・川の途切れ ・左上より右下の流れ ・川と道が分かれている
山	・紙の上方に描いている ・混色 ・遠景	・茶色で塗る（統合失調症に多い）
田	・区画を描いている ・緑色で描いている	・大きさが小さい
道	・先細りの道 ・女子の場合，途切れる道	・道の上にヒトがいない（対人恐怖傾向に多い） ・Y字，T字（高校生に多い）
家	・窓や入口を描かない	・家とヒトがくっついている（不登校生徒に多い）
木	・雲状，アーケード状樹冠	・針葉樹林（中学生に多い） ・枯木（小学生に多い） ・実がない（統合失調症に多い）
ヒト	・記号化した人物 ・男子は同性を描く ・女子は異性も描く ・青年期の人物 ・ヒトは動的な特徴あり	・記号化しない具体的人物（不登校生徒に多い） ・ヒトに動きがない ・川や道とは遠い所にヒトを描く（統合失調症に多い）
花	・葉を描く	・一輪の花（統合失調症に多い）
動物	・ペット，家畜 ・動物の数＞ヒトの数	・ライオン，キリンなど動物園にいる動物（中学生に多い） ・魚（高校生に多い）
石	・川の中に描く ・灰色，茶色	・小石（小学生に多い）
全体としてどのような風景か	・田舎	・山や町など
季節	・春	・秋（不登校生徒に多い）
時刻	・昼	・夜
天気	・晴れ	・曇り　・雨

（引田，1986，皆藤，1988を改変）

ワーク4のふり返り

1）パートナーの態度から見た関係性について

　風景構成法を始めてから終了するまでに，どのように態度が変化しただろうか。また，二人の関係は作品制作中にどのように変化しただろうか。

2）作品の評定について

　①表Ⅱ-6をもとにしたあなたの型は，どのタイプだっただろうか。風景構成法は1回だけ行うものではなく継続して行うものであるから，構成のタイプは変化していくものである。

　②アイテムごとのあなたの特徴はどうであっただろうか。表Ⅱ-7は，統計的な確率に基づく一般的な傾向を示したものであり，質的な内容の評価はできない。あなたの作品が，一般的であるかどうかを見ていくだけである。

【文　　献】

引田洋二（1986）風景構成法の基礎的研究　心理臨床学研究，3，58-70．
皆藤章（1988）風景構成法の読みとりに関する一考察　人文研究，40，37-60．
皆藤章（1994）風景構成法──その基礎と実践　誠信書房
中井久夫（1971）描画をとおしてみた精神障害者，とくに精神分裂病者における心理的空間の構造　芸術療法，4，13-24．
高石恭子（1994）風景構成法における大学生の構成型分布と各アイテムの分布　甲南大学学生相談室紀要，2，38-47．

ワーク5　箱　庭
（sand play）

　ローウェンフェルト（Lowenfeld, 1929）が子どもの遊びから創案した心理療法である。その後，カルフ（Kalff）が，1966年にユング心理学派のなかで展開していった。日本では，河合によって1969年に初めてこの方法が紹介された。砂の入った箱の中に玩具を置いて表現をさせるものである。箱庭は一般に52×72×7 cm の大きさで，玩具は種類が多いほうがよい。カルフによれば，箱庭へ表現することは，喜びと真剣さ，また自由と制約の，両極性の統合ができるという。

【実施される目的】 治療者とのラポールの形成のためや，表現療法のひとつとして実施される。どの年齢のクライエントも適用できる。統合失調症を除くどの病態水準のクライエントへも適用できる。
【用意するもの】 箱庭，玩具（できるだけ多くの種類），カメラ，ビデオテープ，ビデオが映るテレビ
【場　所】 プレイルームとビデオテープが見られる教室
【所要時間】 90分間
【方　法】
　　A．一対一のパートナーを組み，一方が治療者役に，もう一方がクライエント役になる。また，箱庭を制作している場面をビデオで撮影する者1名を設ける。ビデオの撮影は約30分間で，プレイルームでの治療者役とクライエント役のやりとりや，箱庭制作過程を中心に行う。その過程でクライエント役の顔は撮影しない。
　　　治療者役は，クライエント役とラポール形成を行う会話をしながら，「この砂と玩具を使って，自由に何でもよいから作ってみてください」とクライエント役に教示する。

ワーク5　箱　庭

　　B．約30分間の箱庭制作が終了したら，その完成作品をビデオの撮影者がカメラで作品の真上から撮る。
　　C．クラス全員の者に撮影した箱庭制作過程のビデオテープを鑑賞させ，その後，完成した箱庭作品の写真を見せる。
　　D．A～Cが終了したら，今度は，異なる治療者役とクライエント役とのパートナーを組ませて，同様なことを行ってみる。パートナーの組み合わせによって，治療者役とクライエント役の関係のあり方や，箱庭作品の違いを学ぶ。

■ 評　定

1）クライエント役の箱庭制作過程の態度

あなたなりに箱庭制作過程の2本のビデオテープを見て，それぞれのクライエント役が示した態度を表Ⅱ-1をもとに評定してみよう。

2）作品の評定
A．印象評定

あなたなりに，2名のクライエント役の箱庭作品の写真を見てどのような印象を抱いたかについて，以下のような形容詞イメージに当てはまるものに○印をつけてみよう。二つの作品それぞれを評定する（表Ⅱ-8）。

B．用いた玩具と玩具の置かれた位置から見る評定

完成作品によって，図Ⅱ-3のように横から見る場合と，縦から見る場合のどちらかでとらえ，それぞれ図Ⅱ-3の9領域にどのような玩具が置かれたかを見ていく。

●玩具の全体の置き方について——中央部に玩具が集まっているか，それとも箱庭の下側に玩具が集まっているかを見る。

●用いられた玩具の象徴的意味について——ユング心理学派では，表Ⅱ-9に示すような玩具の象徴的意味を挙げている。表Ⅱ-9を参考にクライエント役の心の特徴を見てみよう。

●どの玩具をどこに置いたかについて——岡田（1972）の箱庭研究におい

II ワーク編

表II-8 作品の印象について

		2	1	0	-1	-2	
(1)	にぎやかな						淋しい
(2)	調和した	2	1	0	-1	-2	不調和な
(3)	やわらかい	2	1	0	-1	-2	かたい
(4)	小さい	-2	-1	0	1	2	大きい
(5)	消極的	-2	-1	0	1	2	積極的
(6)	安定した	2	1	0	-1	-2	不安定な
(7)	のびのびした	2	1	0	-1	-2	こせこせした
(8)	女性的	-2	-1	0	1	2	男性的

□ 内に得点を記入する。

作品＼因子	充実性 (1), (5)	統合性 (2), (6)	柔軟性 (3), (7)	力量性 (4), (8)
作品1				
作品2				

(岡田, 1969 を改変)

ワーク5　箱　庭

```
| 7 | 8 | 9 |
| 4 | 5 | 6 |
| 1 | 2 | 3 |
```
横から見た場合

```
| 7 | 8 | 9 |
| 4 | 5 | 6 |
| 1 | 2 | 3 |
```
縦から見た場合

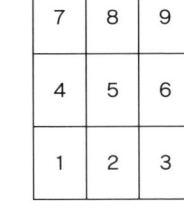

図Ⅱ-3　箱庭の9等分領域（岡田，1972）

表Ⅱ-9　箱庭の玩具の象徴的意味

ヘビ	分身，もうひとりの自分
猿，ゴリラ	新しい自分
パトカー	自制心，警戒心
消防車，救急車	パニック
水，海，井戸	心的エネルギー
木	無意識から意識への自己の成長
家	くつろぎ，憩い
動物	本能的
自動車，トラック	活動的
船	母，母性
山	目標，目的

（長尾，2001）

表Ⅱ-10　心の問題を持つケースの玩具を置く位置

玩具の種類	玩具を置いた位置
人物	図Ⅱ-3の3の位置
動物	図Ⅱ-3の3あるいは6の位置
ベンチ，シーソー	図Ⅱ-3の6あるいは9の位置
サク，門	図Ⅱ-3の2の位置
船	図Ⅱ-3の2の位置

(岡田，1972)

て，どの玩具をどこに置いたかによって，心の問題があるかどうかを見分ける研究結果をまとめたものが，表Ⅱ-10である。

ワーク5のふり返り

1）クライエント役の態度から見た関係性について

クライエント役の箱庭制作過程での態度はどうであっただろうか。プレイルーム入室直後の態度と箱庭作品完成後の態度に，変化が生じていたかが重要である。また，同じ箱庭制作においても，パートナーの組み合わせによってクライエント役の態度が異なることがわかっただろうか。

2）作品の評定について

A．印象評定

あなたが箱庭作品を見て感じた印象を見てみよう。表Ⅱ-8の項目番号(1)と(5)は「充実性」因子，(2)と(6)は「統合性」因子，(3)と(7)は「柔軟性」因子，(4)と(8)は「力量性」因子である。また，項目番号(4)(5)(8)は逆転項目である。それぞれの因子の合計得点を算出してみよう。

作品によって印象が異なることを見てみよう。

B．用いた玩具と玩具の置かれた位置から見る評定

●玩具が中央部に集まっている場合，不安が強く，安心感を求めて中央部に集めているととらえる。また，箱庭の下側に動物やヒトを置いている場合，活

動性が乏しいととらえる。

●用いられた玩具からの評定──表Ⅱ-9を参考に用いられた玩具内容から，クライエント役の心の特徴をとらえてみよう。

●どの玩具をどこに置いたかによる評定──表Ⅱ-10を参考に，クライエント役に心の問題はないかどうかをとらえてみよう。

【文　　献】

Lowenfeld, M.（1929）*The children's clinic: What it is and what it does*. Pamphlet.
Kalff, D. M.（1966）*Sandspiel*. Rascher Verlag.
河合隼雄編（1969）箱庭療法入門　誠信書房
河合隼雄監訳（1972）カルフ箱庭療法　誠信書房
長尾博（2001）現代臨床心理学講座──心理臨床から臨床心理学へ　ナカニシヤ出版
岡田康伸（1969）SD法によるサンドプレイ技法の研究　臨床心理学研究，8，151-163．
岡田康伸（1972）サンドプレイ技法の研究　京都大学教育学部紀要，18，231-244．

Ⅱ　ワーク編

ワーク6　インテーク面接
（intake interview）

　主に教育相談機関や大学の学生相談室で行われる，最初の面接のことをいう。受理面接ともいう。そのねらいはクライエントが抱えている問題（主訴）の把握と，それに対してどのような援助を行ったらよいかの見通しを立てることにある。クライエントの援助については，図Ⅰ-12で示した環境調整を主体とするのか，またクライエントの自我を強化していくのかについての判断をしていく。

　インテーク面接を行った後のプロセスは，図Ⅱ-4に示す経過をたどり，心理療法が始まる。したがって，インテーク面接は，クライエントの問題（主訴）を十分受け止め，心理療法へとつなぐという大きな役割がある。

【実施される目的】 心の問題の背景の把握やクライエントをうまく受けいれることや，心理療法へつなぐことをねらいとする。

【用意するもの】 巻末付録にあるインテーク面接の質問事項と，B5のレポート用紙10枚程度，鉛筆

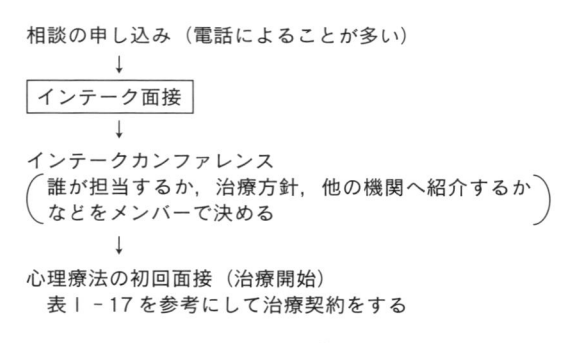

```
相談の申し込み（電話によることが多い）
          ↓
    ┌─────────────┐
    │  インテーク面接  │
    └─────────────┘
          ↓
インテークカンファレンス
 ⎛誰が担当するか，治療方針，他の機関へ紹介するか⎞
 ⎝などをメンバーで決める                        ⎠
          ↓
心理療法の初回面接（治療開始）
  表Ⅰ-17を参考にして治療契約をする
```

図Ⅱ-4　インテーク面接から心理療法へ

ワーク6 インテーク面接

【場　所】教室
【所要時間】3時間30分
【方　法】
　　パートナーを組み，どちらかがインテーカー役かクライエント役になる。質問事項をもとに，インテーカー役はインテーク面接を90分間以内で行う。その内容はレポート用紙に書く。面接の方法は，表Ⅰ-10に示した受容，くり返し，明確化，および表Ⅰ-34に示した支持を中心に行う。インテーク面接が終了したら，役割を交代してインテーク面接を行う。

　　主な問題（主訴）については，いじめ，不登校，非行など，なるべく教育相談機関で扱う内容がよいが，パートナーとの信頼関係が強い場合は，ロールプレイではなく，クライエント役が今，抱えている問題をインテーク面接してもよい。

■ 評　定

1) インテーカー役の評定
　クライエント役は，インテーカー役に対して自分の話したいことがよく伝わったかどうか，インテーカー役の聞き方はどうであったか，インテーカー役の態度はどうであったかを評定する。

2) クライエント役の評定
　インテーカー役は，クライエント役についてどんな感じが生じただろうか，クライエント役のロールプレイはうまく果たされたかを評定する。

■ ワーク6のふり返り

　インテーク面接を行う際の重要な点を以下に示しているが，このことがうまく果たされたかどうか，チェックしてみよう。

(1) 表Ⅰ-10に示す受容，くり返し，明確化などの技法が，実際にインテーク面接中に果たされたかどうか。1回だけのインテーク面接ではこれらの技法はマスターしにくいので，ロールプレイや臨床経験を積む必要がある。
(2) インテーカー役は，クライエント役に再び来談してみようという気持ちが生じる良い印象を与えただろうか。
(3) 問題（主訴）のところをよく聞けただろうか。とくに，いつからそれが生じたのかを，明確に聞けただろうか。
(4) 以前の相談（治療）歴があるクライエント役に対して，以前の相談（治療）歴はどうであり，今回はどのような相談（治療）を期待しているのかをよく聞いただろうか。
(5) インテーク面接中，インテーカー役は，クライエント役の顔の表情や仕草をよく観察しただろうか。
(6) クライエント役は，どの程度の相談（治療）への動機づけがあるかについて，よくとらえただろうか。
(7) クライエント役にインテーク面接後，次にどのようにしていくのかのつなぎを，明確に伝えただろうか。

インテーク面接は，臨床心理士になっていくためには重要な面接である。インテーク面接を上達させるには，先輩の面接に同席したり，インテーク面接の数を多くこなすことが必要である。

【文　　献】
　前田重治編（1986）カウンセリング入門——カウンセラーへの道　有斐閣

ワーク7　医療面接
（medical interview）

　このワークは，主に医学部の学生や若い医師が対象となる。医師が行う面接を医療面接という。そのねらいは，医師と患者との良好な治療関係を形成し，患者の問題（主訴）を正しく評価し，それに適切に対処することにある。ワーク6との違いは，インテーク面接の場合は，インテーク・カンファレンスにおいてクライエントの診断や治療方針が打ち出されるが，医療面接の場合は，面接時に医師ひとりでラポール形成，診断，治療方針を決定しなければならない点にある。

　表Ⅱ-11は，ケートンら（Katon et al., 1985）による，医師と患者とが見解の一致が生じるためのポイントを示している。

【実施される目的】 精神科医になるためのラポール形成，診断，そのときの対処法についてを学ぶ。

【用意するもの】 DSM-Ⅳ-TR，あるいはICD-10

【場　所】 面接室

【所要時間】 3時間30分

【方　法】

　　　　パートナーを組み，一方が医師役，もう一方が患者役になる。患者役はDSM-Ⅳ-TRあるいはICD-10を熟読して，そのなかから一つの障害を選び，その障害の特徴を記憶する。また，患者役は，精神科医の先輩や教員からその障害の特徴を聞き，その障害を持つ患者役のロールプレイができるようにしておく。医師役は，DSM-Ⅳ-TRあるいはICD-10を熟読し，精神障害の診断基準を記憶しておく。医師役と患者役がこのような作業を終えると，医師役は，表Ⅱ-12に示す事項をとらえて，パートナーの患者役と医療面接を行う。

表Ⅱ-11 治療に関する医師患者双方の見解の調整法

(1) 医師は，患者の解釈モデルと病気に関連した問題とを明らかにする。
(2) 医師は，患者の健康問題のこと，適切と考えられる治療法について，自分（医師）の解釈モデルを，素人のことばでわかりやすく説明する。疑問点について質問するように促す。
(3) この過程のなかで，患者が医師に歩み寄ったり，医師が患者に歩み寄ったりする。結果として，医師は自分が正しいと考える治療法が，患者の期待にできるだけ沿うものにする。
(4) 医師-患者間に乖離が生じたら，医師はその対立点を明確にする。その後，医師は許容できる範囲で代案を提示する。
(5) 相互に合意した結果に至る。
(6) この過程を通して，医師は，医学的な診断と治療の根拠を示し，必要な助言を与えることが医師の役割であることを自覚していなければならない。と同時に，検査や治療を受けることの決定権，選択権は患者にあるということも忘れてはならない。
(7) もし，医師は，医学的あるいは倫理的な基準に照らしてみて，どうしても患者の希望に沿うことができない場合には，患者を希望する医師に紹介する。この際，患者に対して，「コンプライアンスが悪い」とか，「ドクターショッピングをしている」というような否定的な評価をしてはならない。
(8) 医師は，調整によって合意した治療法が実践され続けているか否かを，その後も確認し続ける必要がある。これは医師だけの義務ではなく，患者の義務でもあることはいうまでもない。

(Katon et al., 1985)

面接は約90分間とし，面接室で行う。医師役は面接中に記録をとらず，患者役の述べたことを記憶しておく。医師役の患者役への対応技法は，表Ⅰ-10に示す受容，くり返し，明確化と，表Ⅰ-34の支持を用いる。終了したら交代して医療面接を約90分間行う。このワークの所要時間は，3時間30分必要である。

■ 評　定

1) 医師役の評定

患者役は，医師役に対して，①診断の正確さ，②ラポールの形成，③医師役の態度，④治療方針の妥当性についてを評定する。

ワーク7　医療面接

表Ⅱ-12　医療面接でのチェック事項

(1) ラポールの形成
　天候の話，「どちらから来られましたか」，医師役の自己紹介をする，「ここでお話しすることの秘密は守られます」と説く。
(2) どのような経過で受診させられたかを聞く
　自分の判断で，家族の勧めで，強制的にか，強制的に受診させられた場合には患者のつらさを受容して，「ここに来られるまで随分，大変だったでしょう」などと言う。
(3) 問題（主訴）を聞く
　「どうされましたか」「どのようなことで受診されましたか」と進める。
　問題（主訴）を十分，受容し，発症時から聞いていく。
(4) 病歴を聞く
　「今まで入院されたことは」「今まで他の病院へ受診したことは」など，とくにそれまでの治療機関でどのような治療を受け，満足したか不満であったかなどを聞く。
(5) 睡眠障害の有無
(6) 食欲，食行動のチェック
(7) 生育歴を聞いていく
　出生，乳幼児期，小学校時から今日までの大きな出来事，親子関係，対人関係の変化，発達の進み具合を聞いていく。
(8) 家族関係を聞いていく
　定位家族の関係と，生殖家族の関係とをそれぞれ聞いていく。
(9) 幻聴，妄想のチェック
　「何か変なことが聞こえたりしませんか」「自分はねらわれていると思いますか」など。
(10) 希死念慮のチェック
　「よく死にたいと思いますか」「今，死にたい気分ですか」など。
(11) (10)まで聞いて医師役が診断できた場合，患者にとって障害の特徴をこの場で説明したほうが治療的によいと判断できたら，障害の特徴と注意すべき点を説明する
(12) 治療方針を伝える
　「今日，お聞きしたところ，私のほうでは今の段階で○○をしていこうと思います」と伝えてインフォームド・コンセントを得る。
(13) 患者の治療動機づけを高める
　「私も精一杯の協力をしますから，治っていく希望を持って受診してください」
(14) もう話したいことはないかとつけ加えて終わりを確認する

(Cole & Bird, 2000 と西園, 2001 を改変)

2) 患者役の評定

医師役は，患者役に対して，①主訴と診断とが斉合できるロールプレイであったかどうか，②ラポール形成についてを評定する。

■ ワーク7のふり返り

1) 医師役の評定について

患者役が演じた障害と医師役の診断は一致しただろうか。一致しなかったとすればどうしてだろうか。医師役はもう一度 DSM-IV-TR か ICD-10 を見て，確認してみよう。医師役は患者役とラポールの形成ができただろうか。できていなかったとすればどうしてだろうか。また，面接中の医師役の態度はどうだっただろうか。また，医師役の示した治療方針は正しかっただろうか。患者役と治療方針について話し合ってみよう。

2) 患者役の評定について

患者役は障害に適した表現がうまくできただろうか。できなかったとすればどうしてだろうか。先輩の医師にもう一度，その障害の特徴について質問してみよう。医師役とのラポール形成はできただろうか。できなかったとすれば，患者役のどこに問題があったのかについて，医師役と話し合ってみよう。

3) 医療面接におけるポイント
―― 「わかる」ことについてを基準とした障害の特徴

サリバン（Sullivan, 1954）は，面接中は記録をとらず，面接後，治療者の記憶に基づいて記録をとることを勧めている。つまり，このような方法をとって，患者の述べたことが治療者にどの程度，共感や理解ができたのかをチェックしたのである。

土居（1977）は，障害別に，面接において患者が治療者に自分の心を「わかる」ことについての特徴を挙げている（図II-5）。図II-5から，障害別に応じた治療者の患者へのかかわり方のポイントがわかる。

ワーク7　医療面接

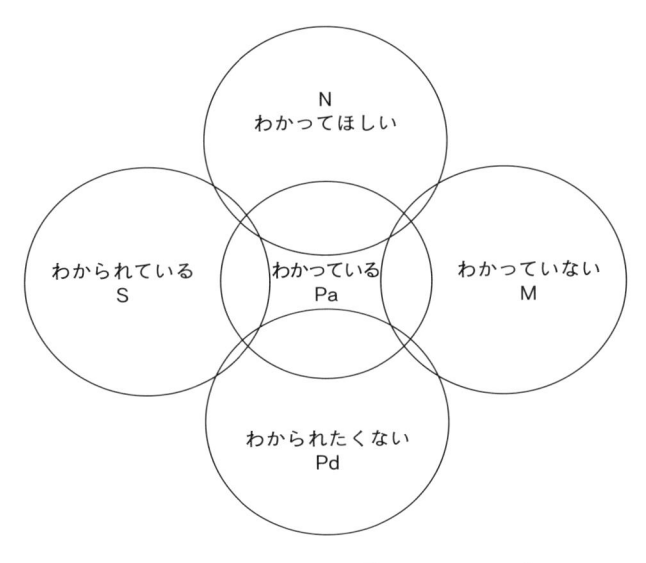

```
        N
    わかってほしい

わかられている   わかっている   わかっていない
    S            Pa            M

       わかられたくない
            Pd
```

わかっている＝パラノイア圏　　　　　　　　Pa
わかられている＝統合失調症圏　　　　　　　S
わかっていない＝躁鬱病圏　　　　　　　　　M
わかってほしい＝神経症圏　　　　　　　　　N
わかられたくない＝パーソナリティ障害圏　Pd

図 II-5　土居による障害別分類方法（土居，1977 を改変）

【文　献】

American Psychiatric Association（2000）*Diagnostic and statistical manual of mental disorders*. 4th ed.（高橋三郎・大野裕・染矢俊幸訳〈2002〉DSM-IV-TR 精神疾患の診断・統計マニュアル　医学書院）

Cole, S. A. & Bird, J.（2000）*The medical interview: The three-function approach*. 2nd ed. Mosby.

土居健郎（1977）方法としての面接——臨床家のために　医学書院

Katon, W. et al.（Ed.）（1985）*Behavioral science in the practice of medicine*. Elsevier Biomedical.

西園昌久（2001）私の精神科面接技法　精神科臨床サービス，創刊号，150-155.

II　ワーク編

Sullivan, H. S.（1954）*The psychiatric interview*. W. W. Norton.（中井久夫ほか訳〈1986〉精神医学的面接　みすず書房）

WHO（1988）*Tenth revision of international classification of diseases*.（融道夫・中根允文・小見山実監訳〈1993〉ICD-10 精神および行動の障害——臨床記述と診断ガイドライン　医学書院）

ワーク8　家族面接
（family interview）

　臨床家はクライエントの家族とのかかわりを持ち，クライエントの治療に対して家族の協力を要請することが多い。治療者がクライエントの家族とかかわる面接を，家族面接という。母親だけとかかわる場合も，あるいは家族全員とかかわる場合もある。

　日本では，1980年代に，クライエントの家族そのものを変化させていく家族療法（family therapy）が注目されたことがあったが，最近ではクライエントの治療にその家族の協力を呼びかける，家族面接の有効性が認められている。

　家族面接の形態は，二人の治療者がクライエントの親とクライエントとを別個に面接を行う並行面接（concomitant interview）と，一人の治療者がクライエントもクライエントの家族も一緒に面接を行う合同面接（conjoint interview）とに大別できる。

　家族面接のねらいは，家族にクライエントの問題（主訴）や病理を理解させること，家族関係を改善して家族に安心感を育成させること，また，とくに青年期のクライエントの場合には，親から自立したい心理を家族に理解させ，治療者がクライエントの自立への支援をすることが挙げられる。

　家族面接を行ううえでのポイントは，家族メンバー同士が理解し合っていると思っていてもそうではないことがあるために，ことばによる交流をさらに深めることの必要性，また，クライエントに協力的ではない難しい家族に治療者が遭遇しても，気長に家族が協力してくれることを待てるかどうかが挙げられる。

【実施される目的】心の問題と家族関係のあり方との関連や，家族面接の方法を学ぶ。
【用意するもの】鉛筆，レポート用紙，ストップウォッチ

II ワーク編

【場　所】教室
【所要時間】3時間
【方　法】

　　A．3名でグループを組む。クライエント役，その母親役，治療者役をそれぞれ話し合って決める。3名は以下のケースを読み，ロールプレイを行う。その場合，治療者役は，クライエント役とその母親役とを別々に面接する個別面接を行うのか，クライエント役と母親役とを合同にした面接を行うのかを決めて，そのどちらかを行う。

ケース1　引きこもり青年男性

　20歳の引きこもりを3年間している男性のケース。その母親は冷淡で，クライエントが幼いころよりかかわりが乏しく，仕事に忙しい。父親も仕事に多忙である。クライエントは，中学生時より人の目が気になり不登校を示していた。

　　ロールプレイは20分間実施し，終えたら役割を交代して再度20分間のロールプレイを行う。その場合も，治療者役は個別面接か合同面接かを判断して実施する。個別面接の場合，治療者役は，母親役に10分間，クライエント役に10分間の面接を行う。一人がそれぞれの役割を1回行うため，60分間を要する。各20分間のロールプレイが終了したら，以下の点（表II-13）をレポート用紙に記入してみよう。

表II-13　ワーク8における記入事項

(1) このケースの家族の特徴を気づいたら記入する
(2) 治療者役は，面接で主に何を行ったのかを記入する

B. 次にAとは異なった3名でのグループを組む。クライエント役，その母親役，治療者役をそれぞれ話し合って決める。3名は以下のケースを読み，ロールプレイを行う。

ケース2　拒食症の女子高校生

18歳の拒食症の女子。その母親は，クライエントが幼いころより干渉的で，何もかもしてあげるタイプである。父親はおとなしく，家族とあまりかかわらない。クライエントは，中学生時に友人から太っていると言われ，ダイエットをきっかけに拒食症になった。母親が心配して食べることを説得するが，クライエントは言うことを聞かない。

　治療者役は個別面接を行うか合同面接を行うかを判断して，ロールプレイを実施する。個別面接の場合，治療者役は母親役に10分間，クライエント役に10分間の面接を行う。Aの場合と同様に，20分間ごとに交代して60分間を要するロールプレイを行う。各回ごとロールプレイが終了したら，表Ⅱ-13の記入事項をレポート用紙に書く。

■ ワーク8の評定とふり返り

1) 家族の特徴をどのようにとらえるか

　家族療法流派によって家族の特徴のどの点を重視するかは異なるが，大同小異，家族の凝集性 (cohesiveness)，つまり家族のまとまりの程度と，家族の適応性 (adaptability)，つまり家族の役割 (role) の明確さの程度の2点が適切かどうかが，良い家族の診断基準といわれている (Olson et al., 1985)。

　図Ⅱ-6は，オルソンら (Olson et al., 1985) のいう家族円環モデルを示し，図Ⅱ-6の1領域がバランスのとれた家族ととらえる。表Ⅱ-13をもとに家族の特徴を6通り (2ケース) 書いたが，それぞれ図Ⅱ-6を基準にして各家族を診断してみよう。

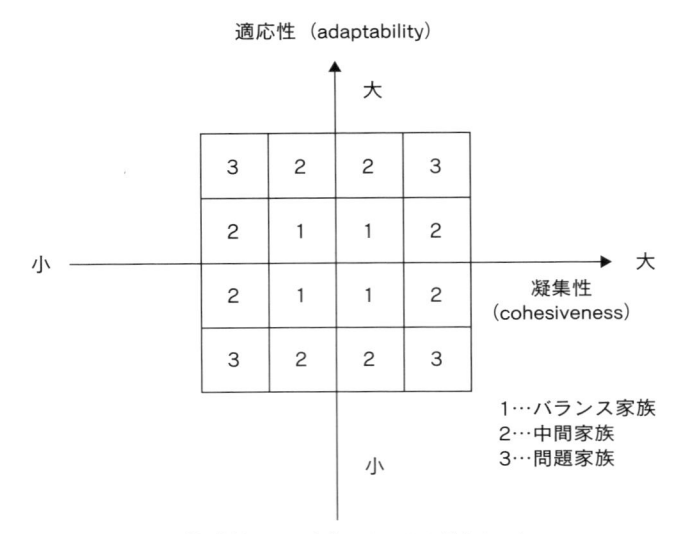

適応性（adaptability）

3	2	2	3
2	1	1	2
2	1	1	2
3	2	2	3

小　　　　　　　　　　　　　大
　　　　　　　　　　　　　凝集性
　　　　　　　　　　　　　(cohesiveness)

1…バランス家族
2…中間家族
3…問題家族

注：「凝集性」とは家族のまとまり具合をいう。
　　「適応性」とは家族の役割の明確さをいう。

図Ⅱ-6　家族の円環モデル（Olson et al., 1985）

2）治療者役は家族に何を支援したか

既述したように治療者の役割は，クライエントの家族に対して，①安心感を育成していくこと，②青年期クライエントの親からの自立への支援をしていくことの2点が挙げられる。このことと家族への面接形態（個別面接と合同面接）との関連をまとめると，表Ⅱ-14のようになる。

ケース1の引きこもり青年の場合，一般には個別面接を行い，親からの自立への支援を果たしたほうがよい。その場合，治療者は，クライエントにとって親や今までの友人と異なる新奇なnew objectとして認知され，クライエントの自立したい気持ちを共感できなければならない。

ケース2の拒食症女子の場合，一般には合同面接を行い，母親にクライエントの病理を理解させ，過干渉的態度が拒食症と関連していくことを考えさせる必要がある。

表Ⅱ-13をもとに記入した6通り（2ケース）の治療者役の行った内容は，表Ⅱ-14の役割と関連していただろうか。記入した内容と，表Ⅱ-14の治療者の役割内容とを，照合してみよう。

　家族面接の技法について，下坂（2007）が長年の臨床経験に基づいて表Ⅱ-15に示す13のポイントを挙げている。

表Ⅱ-14　家族の面接形態と治療者の役割との関連

ケース	面接形態	治療者の役割
ケース1	個別面接	親からの自立への支援
	合同面接	家族とのかかわりを深めることへの支援
ケース2	個別面接	親からの自立への支援
	合同面接	家族とのかかわりを母親に考えさせることへの支援

表Ⅱ-15　家族面接の技法

(1)　自然な導入を心がける。
(2)　家族各成員の言い分を大切にし，それぞれの意見の差を確認する。
(3)　家族全員に肩入れする心がけではあるが，「悪平等」を避ける。
(4)　親の身心の具合に配慮を示す。
(5)　個人面接の成果を家族面接のなかに織り込み，家族面接の首尾を個人面接のなかにおいて論じる。
(6)　家族成員間のコミュニケーションの型，ならびに原家族との関係を見取ることはもちろんだが，同時に精神力動的理解を忘れない。
(7)　明確化，直面化，解釈を随時適用する。
(8)　親がクライエントへの陰性感情を十分吐露できるように配慮する（クライエント不在時）。
(9)　親の意見を尊重しながら，丁寧で仔細にわたる心理教育を行う。その際，時には精神分析的知見を伝えることも辞さない。
(10)　ポジティブな評価を常に大切にすることは当然だが，個人面接においても，クライエント自身に症状・問題行動の持つポジティブな意味に気づいてもらう。そしてこのポジティブな意味づけを家族面接の場で活用する。
(11)　原家族⇔親⇔クライエントとその同胞の言動の類似点を探す。それは，クライエントの自我同一性の確立と親・クライエント相互間の諦念・宥和に連がる。
(12)　比較的に直接的な課題を与えること。ただし課題は実行可能な，極小のものとする。
(13)　共同治療者の間で，家族に対する専門的ではない人間的な感情を吐露し合う。

（下坂，2007）

【文　　献】

Olson, D. H. et al（1985）*Family adaptability and cohesion evaluation scale.* Minnesota University Press.
下坂幸三（2007）心理療法のひろがり　金剛出版

ワーク9　エンカウンターグループ
（encounter group）

　エンカウンター（encounter）という語をグループワークで最初に用いたのは，モレノ（Moreno, 1914）といわれている。エンカウンターとは，ひとりの人の精神内界を複数の人々が共有することを意味する。エンカウンターグループは，ロジャーズ（Rogers）によって創始された。

　一般には，エンカウンターグループとは，ベーシック・エンカウンター（非構成的）グループのことをいうが，リーダーがグループワークの内容，時間，方法などを構成して行う場合のグループを，構成的グループ・エンカウンター（structured group encounter）という。

　前者のベーシック・エンカウンターグループは，リーダーを設けずに自然発生的に行うが，グループの安心感，良い雰囲気づくり，メンバーの心的損傷やグループからの脱落を防ぐために，ファシリテーター（facilitator）を設ける。ファシリテーターはとくに，メンバーの話をよく聞く，率直に自己表現ができる，メンバーの相互作用を促す，メンバーを強制しないことが重要である。

　村山・野島（1977）は，ベーシック・エンカウンターグループでは，①当惑する時期，②目的を探索する時期，③否定感情を表現する時期，④相互信頼が生じる時期，⑤親密感が高まる時期，⑥自己直面ができる時期の6段階を経て，メンバーは成長していくという。

　エンカウンターグループのメンバーの数は10名前後が適切といわれており，2日間から1週間の期間，合宿を行ったりして集中的に行うことが多い。その対象は中学生以上の健常者で，エンカウンターグループのねらいは，①自己の内面に気づくこと，②メンバー同士で心を共有することにある。

【実施される目的】グループを通して自分自身を知ることやグループで対人関係のスキルを学ぶために実施される。

【用意するもの】画用紙とクレパス1セットをグループ数だけ用意する。

【場　所】グループワークができる部屋

【所要時間】3時間

【方　法】

1) ベーシック・エンカウンターグループワーク

　A．8名で構成されるグループを組む。そのメンバーで話し合ってファシリテーターを1名決める。ファシリテーターの役割は，グループの安心感，良い雰囲気づくり，メンバーの心的損傷やグループからの脱落を防ぐことにある。

　B．図Ⅱ-7のようにメンバーは座り，ファシリテーターは，「ここは，お互いを深く知り合う場です。具体的な進め方があるとは決まっていません。一人一人が自分の思うようにお互いにやりとりしながら，このグループをつくりあげていきましょう。私はリーダーでも司会者でもありません」と言ってエンカウンターグループを始める。所要時間は45分間とする。

　C．1週間後，再び同じメンバーと同じファシリテーターで，45分間のベーシック・エンカウンターグループを始める。

2) 構成的グループ・エンカウンターワーク

　A．1)とは異なった8名で構成されるグループを組む。そのメンバーで話し合ってリーダーを1名決める。リーダーの役割は，プログラムどおりにグループワークを進行させることにある。

　B．図Ⅱ-7に示す形で座り，グループは，リーダーの指示によって進行する。所要時間は45分間とする。

　C．1週間後，再び同じメンバーと同じリーダーで，45分間の構成的グループ・エンカウンターを始める。2)のグループワークの方法と進行は，表Ⅱ-16のとおりである。

ワーク9　エンカウンターグループ

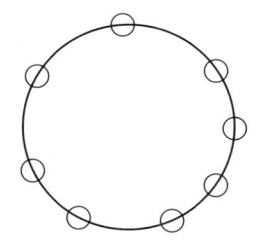

図Ⅱ-7　エンカウンターグループのメンバーの位置

表Ⅱ-16　構成的グループ・エンカウンターのプログラム

1日目のプログラム
(1) 自己紹介（リーダーは，各自述べる順番を指名していく） 　氏名，出身地（出身高校），趣味，今の気持ちを各自述べてもらう。
(2) 他者紹介（リーダーは，各自述べる順番を指名していく） 　メンバーの左隣りの人の紹介を，覚えている限り皆の前で順番に述べる。間違っていれば本人が訂正して言う。
(3) イメージゲーム（リーダーは時間配分を考慮していく） 　円座の中央に一人ずつ座り，中央に座ったメンバーの印象を，「色」としてどんなイメージかを一つ，各自言ってもらう。「色」イメージを終えたら，次は「植物」イメージ，次に「動物」イメージの順で一人一人のイメージを言ってもらう。最後に「芸能人」の誰に似ているかを順に言ってもらう。
1週間後のプログラム
(1) 共同絵画（リーダーは，各自の順番と時間配分を考慮していく） 　グループで何を描くかを決める。一枚の画用紙に，各自順番に，一人3分間の部分的な描画をしてもらい，一つの作品を完成させる。
(2) 10年後の自分について（リーダーは，各自の順番と時間配分を考慮していく） 　自由に連想して，各自2分間で「10年後の自分はどうなっているのか」を話してもらい，すべて終了したら，残りの時間，自由に感想を話し合う。

Ⅱ　ワーク編

■ 評　定

ベーシック・エンカウンターグループと構成的グループ・エンカウンターそれぞれを2セッション終了後，以下の評定（表Ⅱ-17，表Ⅱ-18，図Ⅱ-8，図Ⅱ-9）を，ベーシック・エンカウンターグループ経験と構成的グループ・エンカウンター経験とに分けて行う。

■ ワーク9のふり返り

1）抵抗感について

抵抗感について表Ⅱ-17をもとにした評定から，あなたはベーシック・エンカウンターグループと構成的グループ・エンカウンターとの違いによって，抵抗感が生じただろうか。大切なことは，なぜ○印をつけた抵抗感が生じたのかを考察していくことである。

一般に主体性があり，アイデンティティを確立しているタイプは，ベーシック・エンカウンターグループ経験に大きな抵抗感は生じないといわれている。

2）グループワークで気づきが生じたかについて

表Ⅱ-18の質問項目(1)と(4)は「自己理解」，(2)と(5)は「出会い欲求」，(3)と(6)は「他者理解」を意味しており，○印をつけた部分で「自己理解」「出会い欲求」「他者理解」が生じたかどうかがチェックできる。

また，ベーシックと構成的とのグループの違いで，気づきに違いがあるかどうかチェックしてみよう。○印が多いほどエンカウンターグループの目的がある程度達成されたことになる。

3）グループの雰囲気とイメージについて

雰囲気（moisture）は，ヒトの気分（mood）に影響を与える。ベーシックと構成的とのグループの違いから，雰囲気の違いが生じただろうか。図Ⅱ-8の結果から考察してみよう。一般にベーシックの場合，民主的だが安心感が今

ワーク9　エンカウンターグループ

表Ⅱ-17　抵抗感について

（当てはまることに○印をつける）

質問事項	ベーシック・エンカウンターグループ	構成的グループ・エンカウンター
(1) 全体を通して困難を感じた		
(2) 自分のことについて多くを話さなかった		
(3) 気持ちが集中しなかった		
(4) 全体を通してとまどいを感じた		
(5) グループワーク自体に興味を感じなかった		
(6) あまりまじめに行えなかった		

（片野・國分，1999を改変）

表Ⅱ-18　グループワークで気づいたことについて

（当てはまることに○印をつける）

質問事項	ベーシック・エンカウンターグループ	構成的グループ・エンカウンター
(1) 自分自身を見つめ直す機会になった		
(2) 本当の私をメンバーに理解してほしいと感じた		
(3) 表面からではうかがい知れないメンバーの姿に接した		
(4) 日頃の自分の姿や特徴に気づくことができた		
(5) 私の感じていることをメンバー皆にわかってほしかった		
(6) メンバーをその人の内面からいくらか知ることができた		

（平山，1994を改変）

II　ワーク編

	非常に当てはまる	当てはまる	どちらでもない	ややちがう	非常にちがう
温かい					
活発な					
団結した					
親密な					
民主的な					
自由な					
生産的な					
安心できる					
合理的な					

ベーシック・エンカウンターグループについてを○印で印象を評定
構成的グループ・エンカウンターについてを◎印で印象を評定

図 II-8　グループの雰囲気について

ひとつなく，構成的の場合，団結はしているものの厳しさに欠く点があるといわれている。

　また，グループのイメージ（image）についても，経験を記憶していくうえで重要である。ベーシックと構成的とのグループの違いから，イメージの違いが生じただろうか。図 II-9 の結果から考察してみよう。一般に構成的グループ・エンカウンターのほうが，やわらかい，活動的，おもしろい，温かく，熱いイメージが強いといわれている。

ワーク9　エンカウンターグループ

	かなり	やや	どちらでもない	やや	かなり	
おもしろい						つまらない
深い						浅い
動いている						とまっている
活発な						不活発な
良い						悪い
強い						弱い
重い						軽い
熱い						冷たい
近い						遠い
明るい						暗い
快い						不快な
温かさ						厳しさ
すんだ						よどんだ
うるさい						静かな
かたい						やわらかい

ベーシック・エンカウンターグループについてを○印で印象を評定
構成的グループ・エンカウンターについてを◎印で印象を評定

図Ⅱ-9　グループのイメージについて

【文　献】

平山栄治（1994）エンカウンター・グループにおける高成長者と低成長者の個人過程の比較検討　心理臨床学研究, 12, 263-273.

片野智治・國分康孝（1999）構成的グループエンカウンターにおける抵抗の検討　カウン

II　ワーク編

　　セリング研究, **32**, 14-23.
國分康孝（1981）エンカウンター──心とこころのふれあい　誠信書房
國分康孝編（1992）構成的グループ・エンカウンター　誠信書房
國分康孝編（2000）続構成的グループ・エンカウンター　誠信書房
村山正治・野島一彦（1977）エンカウンター・グループプロセスの発展段階　九州大学教
　　育学部紀要, **21**, 77-84.
Moreno, J. L.（1914）*Einladung zür einer Begegnung.* Heft, I. Anzengruber Verlag.
Rogers, C. R.（1970）*Carl Rogers on encounter group.* Harper & Row.（畠瀬稔・畠瀬直子訳
　　〈1973〉エンカウンター・グループ　ダイヤモンド社）

ワーク 10　回想法
(reminiscence)

　回想法は，バトラー（Butler, 1963）が，高齢者のうつ病患者に対して未解決の葛藤の再現や再統合をうながすために実施した療法である。回想とは，過去を思い起こす行為または過程をいい，ヒトは回想によって過去をもう一度生きることもできる。

　回想法は，高齢者の記憶や知能の診断法や，若い世代に歴史的事象の伝承に用いられることもあるが，ゴールドバッサーら（Goldwasser et al., 1987）が高齢者の認知症に適用し，認知症の進行を遅くすることに効果が見られたことから，日本では 1990 年代より主に高齢者の認知症に実施されている。

　適用する前に，高齢者個人の生育歴や環境を考慮する必要があり，一般には 10 名前後のメンバーで週 1 回 50 分程度，テーマを設けて回想していく。リーダー（進行役）は医療スタッフが行う。期間は，10 回以内が原則であり，テーマとして「他者の死」や「戦争」については葛藤が大きいエピソードが多いので，設けないほうがよい。

　回想法のねらいは，①周囲から承認されている感覚を得る，②自尊心（self-esteem）の回復，③自分と他者との共通性や差異を通して，自分の状況や自己をまとめていくなどである。

【実施される目的】日本では認知症の高齢者に対して実施されている。回想法によるグループワークの楽しさや難しさ，内省の自らの特徴を学ぶ。とくに道具の必要性について経験してみる。

【用意するもの】小学校時にヒットした曲や思い出の曲の CD，カセットテープを 5 曲用意する。デッキ，各個人の小学校入学時の写真 1 枚。

【場　所】教室

【所要時間】2 時間 30 分

【方　法】
1）道具を用いない回想法
　Ａ．8名のメンバーのグループを組む。そのうち1名をリーダー（進行役）に決める。メンバーは，円座で座る。

　Ｂ．リーダーは，「各自で中学校時の夏休みの思い出を話してもらいましょう」と言って進める。

　Ｃ．リーダーは，表Ⅰ-10の受容，くり返し，明確化を入れながら，各メンバーが思い出を話せるように進めていく。所要時間を60分間とする。

2）道具を用いる回想法
　Ａ．1）とは異なる8名のメンバーのグループを組む。そのうち1名をリーダー（進行役）に決める。メンバーは円座に座る。始める前に用意した小学校時にヒットした曲や思い出の曲を，CDやカセットテープで聞ける準備をしておく。

　Ｂ．リーダーは，曲を流しながら「各自で小学校時の入学時の思い出を話してもらいましょう」と言って進める。

　Ｃ．リーダーは，1）と同じく受容，くり返し，明確化を入れながら，メンバー各自が，自分の小学校の入学時の写真を皆に見せながら，話してもらうように進める。所要時間を60分間とする。

■ 評　定

1）グループの雰囲気とイメージについて
　道具を用いなかった場合と用いた場合のそれぞれで，図Ⅱ-10のグループの雰囲気と，図Ⅱ-11のグループのイメージを評定してみよう。

2）回想のタイプ
　道具を用いない回想法と用いる回想法別に，あなたが回想した特徴のタイプを，表Ⅱ-19をもとに評定してみよう。また，参加した所属メンバーの1名から，あなたはどのタイプかを評定してもらおう。

ワーク10のふり返り

1) グループの雰囲気とイメージについて

　図Ⅱ-10と図Ⅱ-11の記入の結果から，道具を用いなかった場合と用いた場合とで，グループの雰囲気やイメージが異なっていただろうか。回想法には，バックグラウンド・ミュージックや過去を思い出す写真などの道具が必要かどうかを，考察してみよう。

2) 回想のタイプについて

　道具を用いなかった場合と用いた場合とで，あるいは自己評価と他者評価とで，あなたの回想のタイプはどうであっただろうか。また，表Ⅱ-19のその他のタイプとして，どのようなタイプがあるだろうか。
　回想法の展開は，テーマ内容，リーダーの進め方，個人の参加への動機づ

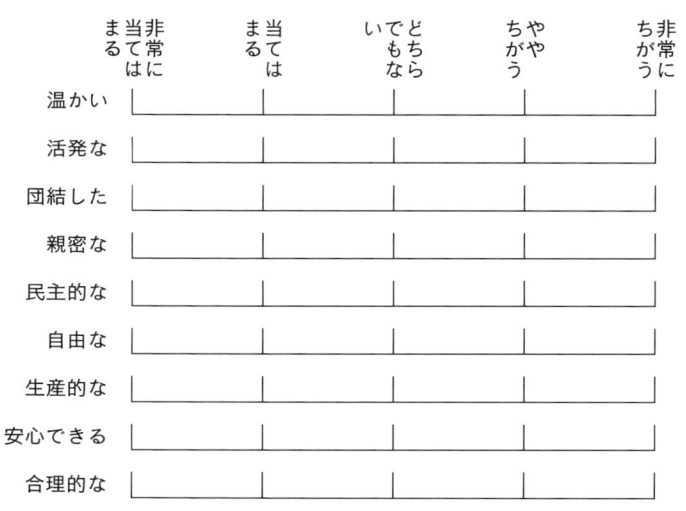

	非常に当てはまる	当てはまる	どちらでもない	ややちがう	非常にちがう
温かい					
活発な					
団結した					
親密な					
民主的な					
自由な					
生産的な					
安心できる					
合理的な					

道具を用いた回想法を○印で道具を用いない回想法を◎印で示す

図Ⅱ-10　グループの雰囲気について

II　ワーク編

	かなり	やや	どちらでもない	やや	かなり	
おもしろい						つまらない
深い						浅い
動いている						とまっている
活発な						不活発な
良い						悪い
強い						弱い
重い						軽い
熱い						冷たい
近い						遠い
明るい						暗い
快い						不快な
温かさ						厳しさ
すんだ						よどんだ
うるさい						静かな
かたい						やわらかい

道具を用いた回想法を○印で道具を用いない回想法を◎印で示す

図Ⅱ-11　グループのイメージについて

け，内省力などによって深まってくる。表Ⅱ-19の(c)タイプは，回想法によって自分を少し内省できたといえる。

表 II-19 回想のタイプ

（当てはまるタイプに○印をつける）

自己評定			他者評定		
回想のタイプ	道具を用いない回想法	道具を用いた回想法	回想のタイプ	道具を用いない回想法	道具を用いた回想法
(A) 事実のみを話し，気持ちを表現しなかったタイプ			(A)タイプ		
(B) 親子関係，交友関係上の気持ちを多く表現したタイプ			(B)タイプ		
(C) その時の自分のあり方，考え方，自己評価を中心に表現したタイプ			(C)タイプ		
その他のタイプ			その他のタイプ		

（山口，2002を改変）

【文　献】

Butler, R. N. (1963) The life review. *Psychiatry,* 26, 65-75.
Goldwasser, A. N. et al. (1987) Cognitive, affective and behavioral effects of reminiscence group therapy on demented elderly. *International Journal of Aging and Human Development,* 25, 209-222.
黒川由紀子（1994）痴呆老人に対する回想グループ　老年精神医学雑誌，5, 73-81.
黒川由紀子（2005）回想法――高齢者の心理療法　誠信書房
山口智子（2002）高齢者の人生の語りにおける類型化の試み　心理臨床学研究，18, 151-161.

ワーク11　認知行動療法（cognitive behavior therapy）

　認知行動療法とは，ベック（Beck, A. T.）の認知療法（cognitive therapy），エリス（Ellis, A.）の論理情動行動療法（rational emotive behavior therapy），社会生活技能訓練（social skill training），マイケンバウム（Meichenbaum, D. H.）の自己教示訓練（self instructional training）など，不適応な認知と行動の修正が治療目標となる治療法である。

　1970年代に，バンデューラ（Bandura, A.）らが中心となってこの療法を進めてきた。認知行動療法の症状形成のメカニズムについては，図Ⅱ-12のとおりである。認知行動理論の基本としては，表Ⅱ-20に示す三つの理論があり，表Ⅱ-20のBの認知変数の機能については，表Ⅱ-21に示す仮説がある。認知行動療法は，表Ⅱ-21に示す認知変数の機能の変化をねらっている。

　その方法は，認知的ストラテジーとしては，①言語化（音声化）する，②イメージを置き換える，③認知的リハーサルをする，④否定的な思考を肯定的に変える，⑤自己教示するなどがある。

　行動的ストラテジーとしては，①活動スケジュールを作成する，②習得行動の満足度を見る，③段階的な課題を作成するなどが挙げられる。

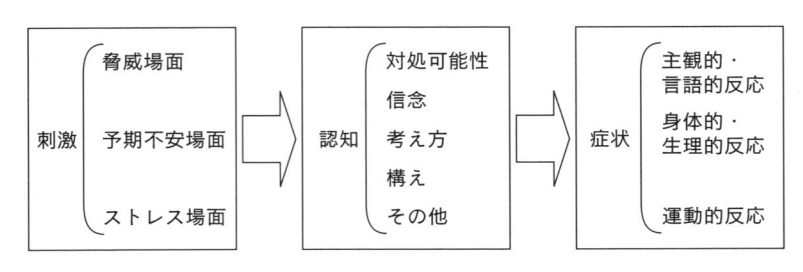

図Ⅱ-12　症状形成における認知の役割（坂野，1995）

ワーク11　認知行動療法

表Ⅱ-20　認知行動理論の基本

療　法	A	B（認知）	C
エリスの論理情動行動療法	引きがねとなる出来事（Activating events）	非合理な信念（Belief）	結果としての否定的な感情（Consequence）
ベックの認知療法	ライフイベント	自動的思考スキーマ	抑うつ・不安
マイケンバウムの認知的評価理論	ライフイベント	認知的評価	各種の情動・対処

表Ⅱ-21　主な認知的変数の機能

認知的変数	認知的変数の機能（仮説）
非合理な信念	環境と行動内容に関する非合理な信念を，合理的なものへと変容することによって，不適応が改善される。
論理的誤謬	独善的推論，選択的抽象化，過度の一般化，不正確なラベリングといった論理的な誤りが，感情障害を導く。
スキーマ	論理的誤謬を引き起こす，個人の思考の固定的判断基準を修正することによって，感情障害は消去される。
期　待	行動は，目標に対して個人が持っている価値と期待の関数である。
象徴的コーディング	ことばもしくはイメージによって学習された内容が保持され，遂行に影響を及ぼす。
誤った概念化	心理的問題に関連するクライエントの概念化が，正確で現実的なものになれば，不適応は消去できる。
対処可能性	高い対処可能性がストレス反応を予防し，絶望感，抑うつ感を予防する。
自動的思考	ある出来事に出会ったときに「自動的」に生じる判断や予期が，症状を維持している。
自己効力感	このような行動がここまでできるという自己遂行可能感が，行動変容と情動反応の変化を予測し，その操作によって治療的介入の効果を予測する。
原因帰属	抑うつ者は成功を外的・可変的な要因に帰属し，失敗を内的・安定的な要因に帰属する傾向にあり，原因帰属の型を変容することによって，抑うつからの脱却が可能である。
認知的評価	ストレス場面に対する認知的評価が，ストレス反応を予測する。

（坂野，1995）

II　ワーク編

　認知行動療法はとくにうつ病，うつ状態，不安や恐怖症の緩和や除去，強迫症状の緩和などに適用される。

【実施される目的】症状や問題行動の，緩和や除去のための訓練療法のひとつとして実施される。どの年齢のクライエントも，治療的動機づけがあれば適用できる。ここでは自己教示法とセルフモニタリング法を行ってみよう。

【用意するもの】鉛筆，内田クレペリン作業検査用紙，ノート，レポート用紙，ストップウォッチ4個

【場　所】1部屋11名入室できる部屋が4室

【所要時間】自己教示法は90分間，セルフモニタリング法は2週間以上を要するホームワークがある。

【方　法】

1）自己教示法

A．11名のメンバーでグループを組む。11名のうち，1名をワークの教示者とする。11名のメンバーのグループを4群設ける。

B．4群の各グループは，それぞれの部屋に入室する。

　第1群は，特別な教示のないワーク群。

　第2群は，教示者が黒板に「ベストをつくそう，あせらないように」と板書して，ワークに入る前に「このことばを大きな声で1分間言って作業を始めます」と教示してワークに入る。

　第3群は，教示者が黒板に「適当にやろう，ダメでもともと」と板書して，ワークに入る前に「このことばを大きな声で1分間言って作業を始めます」と教示してワークに入る。

　第4群は，教示者がワークを始める前に，「眼を閉じて，リラックスしてください。リラックスしてワークしている自分を連想してください」と教示して，1分間リラックスした自分についてのメンタルリハーサルをさせてワークに入る。

C．4群とも，ワーク内容は内田クレペリン作業検査であり，教示者は既述した教示の前に，作業の方法をメンバーに説明しワークに入る。

前半ワークを15分間とし，5分間休憩をとる。後半ワークを始める1分前に第2，第3，第4群の教示者は，前半と同じ教示を1分間行わせて後半のワークに入る。後半も15分間のワークとする。

D. 各メンバーは自分の結果を見て，各行の作業量と誤謬数を採点する。採点が終了したら，そのグループの，①平均作業量，②平均誤謬数，③平均休憩効果，④平均初頭努力数（前半と後半），⑤平均動揺率（前半と後半）を算出し，表にする。なお，動揺率は，前半と後半と別々に，最多作業量から最少作業量の差を分子に，平均作業量を分母にした比率数とする。

E. 全体で集まり，各グループが提出した結果の表をもとに，各グループのワークの違いを検討する。

2) セルフモニタリングによる認知修正法

A. ①気分が滅入りやすい，②対人緊張が強く，ヒトと自由に話せない，③つい衝動的に食べ過ぎてしまう，④おとなしくて自己主張ができないという問題点のうち，自分で改善してみたい点を一つ選ぶ。

B. 改善しようと思う問題点について，表Ⅱ-22に示す「非合理的信念」項目のうち，どの項目がその問題点の今まで改善しにくい原因なのかを考えてみる。考えた後，表Ⅱ-22の(1)～(4)のうち，改善したい「非合理的信念」を一つ選ぶ。

C. 選んだ「非合理的信念」項目について，2週間の間で改善できるような段階的プログラムを自分で作成する（たとえば，表Ⅱ-23を参照）。

D. 段階的プログラムを2週間で実践し，日々の活動記録を表Ⅱ-23に示すように記録し，その遂行度と満足度を100点満点で自己評価していく。

E. 最終日に選んだ改善すべき非合理的信念が，実際に改善できたのか，また自分の問題は本当に改善できたのかを見る。

II　ワーク編

表 II-22　非合理的信念に関する項目

(1)　問題回避 ・困難やいやなことには近づかない。 ・自分で自分を鍛錬していくことなど不可能だ。
(2)　内的無力感 ・何をやってもうまくできないときには，すっかりやる気をなくして当然だ。 ・経験のないことはできないのが当たり前だ。
(3)　依存 ・頼れる友達がいなければやっていけない。 ・いつも自分を引っ張っていってくれる人が必要だ。
(4)　外的無力感 ・子どものころの不幸な出来事が今も尾をひいている。 ・かつてあることが自分の人生に大きな影響を与えた。

(松村，1991 を改変)

表 II-23　段階的プログラムと活動記録の例

(1)　段階的プログラムの例　　問題：対人緊張
　①表 II-22 のうち問題の原因と考える「非合理的信念」の一つを選ぶ。
　②表 II-22 の(1)問題回避を選んだとすれば
　　ⅰ）家族との会話を増やす（1日目）
　　ⅱ）3～4日間の外出，対人接触場面を増やす（2～5日目）
　　ⅲ）友人（知人）といつもより会って長い話をする（6～9日目）
　　ⅳ）グループ（3名以上）のなかでの交流場面に自分をさらす（10～14日目）

(2)　活動記録の例
活動記録表を作る。

日　時	活動内容	遂行度 (100点満点)	満足度 (100点満点)
8/4 　　6：00 　　7：00 　　8：00	A君と会って10分間話す。	60点	70点

段階プログラムの実践の記録を，上記の活動記録に記入していく。遂行度とは，どれだけできたのか，満足度とは，その行動をしてどれだけ満足したかのことをいう。

ワーク11の評定とふり返り

1）自己教示法について

　4群の間で，内田クレペリン作業検査の結果の平均作業量，平均誤謬数，平均休憩効果，平均初頭努力，平均動揺率において，どのような差があっただろうか。岩崎ら（2001）による研究から，第2群は積極的対処型の自己教示群，第3群は消極的対処型の自己教示群，第4群はメンタルリハーサル群である。どの群の作業が良い成績だっただろうか。

2）セルフモニタリングによる認知修正法について

　段階的プログラムによって，あなたの「非合理的信念」は改善できただろうか。できなかったとすれば，何が問題なのだろうか。プログラム作成において問題はなかっただろうか。

【文　献】

Bandura, A.（1971）*Social learning theory*. General Learning Press.（原野広太郎・福島脩美訳〈1974〉人間行動の形成と自己制御――新しい社会的学習理論　金子書房）
Beck, A. T.（1963）Thinking and depression. *Archives of General Psychiatry*, **9**, 324-333.
Ellis, A.（1962）*Reason and emotion in psychotherapy*. Lyle Stuart.
岩崎志保・伊藤義徳・根建金男（2001）高校生のテスト不安に対する自己教示訓練の効果　カウンセリング研究，**34**，261-272.
松村千賀子（1991）日本版 Irrational Belief Test 開発に関する研究　心理学研究，**62**，106-113.
Meichenbaum, D.（1977）*Cognitive-behavior modification: An integrative approach*. Plenum.（根建金男監訳〈1992〉認知行動療法　同朋舎出版）
坂野雄二（1995）認知行動療法　日本評論社

Ⅱ　ワーク編

ワーク 12　フォーカシング
（focusing）

　ジェンドリン（Gendlin, E. T.）が開発した心理療法である。ジェンドリンは意味を含んだ身体感覚のことを，フェルトセンス（felt sense：感じられた意味）と呼んだ。フェルトセンスは，今まさに進行している体験であり，前言語的，前概念的な意味内容を持っている。

　フォーカシングは，フェルトセンスに気づき，その意味を明確にしていく過程である。その過程をコーネル（Cornell, 1993）は，①身体の内側に注意を向ける，②フェルトセンスを見つける，③取っ手を手に入れる，④その感じと一緒にいる，⑤終わりにする，の5段階をふむことと説いている。

　ジェンドリンは現象学哲学を背景に，パーソナリティ変化の理論として体験過程理論（theory of experience）を唱えた。体験過程とは，体験のなかで感じられるもの，今，ここで感じること，その人の現象的場で感じられるもの，それは前概念的（ことばでまだ表現しにくいもの）で身体的に感じられるものである。この体験過程が，言語象徴と相互作用して概念化が行われることで，パーソナリティの変化が生じるというものである。フォーカシングは，この体験過程を深めていく技法である。

【実施される目的】自分の気持ちを正しく理解し，創造的な人生を過ごすために実施される。一般に健常者に適用される。
【用意するもの】ストップウォッチまたは腕時計
【場　　所】一対一で話せる部屋
【所要時間】2時間
【方　　法】
　　　　A．一対一のパートナーを組み，一方がリスナー（listener：聴いて教示することを行う者）になり，一方がフォーカサー（focuser：フォーカ

ワーク 12　フォーカシング

シングをする者）になる。実施する部屋は，誰も入って来ない静かな部屋を選ぶ。

B．リラックスできる姿勢で椅子に座り，二人でワーク1で学んだ自律訓練法のワーク教示の(7)までを，約15分間実施する。

C．二人は90度法で座り，リスナーはゆっくりとフォーカサーに表II-24に示す教示を行う。

D．約40分間ぐらいかけて，表II-24に示す順でフォーカシングを深める。

E．A〜Dまでが終了したら，1週間後，パートナーと交代して表II-24の(1)〜(8)の順でフォーカシングを実施する。

表II-25は，表II-24の(3)と(4)のフェルトセンスについてを説明したものである。

表II-24　フォーカシングの教示

(1)「最近，気がかりになっていることは何でしょう」と問い， 「それを一つ一つ脇に置いてみましょう」……（約5分間）
(2)「自分の内面にゆっくりと注意を向けてみてください」 「気になっていることのなかから，一つ選んでみましょう」……（約5分間）
(3)「身体はその問題にどんなふうに感じていますか」……（約5分間）
(4)「あなたなりにその感じに今，ぴったり合うことばやイメージを，探してみてください」……（約7分間）
(5)「ぴったりでしょうか。そのことばを身体の中にひびかせるとどんな感じでしょうか」……（約3分間）
(6)「ぴったりしなければ，別のことばやイメージを探してみましょう」……（約5分間）
(7)「その感じとしばらく一緒にいましょう」……（約5分間）
(8)「どんなものが出てきても，とりあえず受け取りましょう」……（約5分間）

注：(1)〜(3)まで実施して，フォーカサーがどうしてもうまくいかなければ中止してもよい。
（池見，1983を改変）

Ⅱ　ワーク編

表Ⅱ-25　フェルトセンスとは

(1) 「身体の感じ」は，「身体でどう感じているか」「身体のどこでそれを感じていますか」と問い，最初から明確ではない感じなので急がないで進める。
(2) イメージが次々に視覚的に展開していくようなものではなく，身体に感じられるものをいう。
(3) とくに身体の腹部，胸のあたりに感じられることが多い。肩こりや胃の痛みのことではない。

(Cornell, 1993)

■ 評　定

1）フォーカサーとリスナーとの関係について

フォーカサーは，フォーカシング中にとらえたリスナーの態度を表Ⅱ-26をもとに評定してみよう。

2）フォーカサーの心の余裕について

フォーカシングを行うには，フォーカサーの心の余裕がないとフォーカシングは深まりにくい。フォーカシング中に心の余裕はあっただろうか。表Ⅱ-27をもとに，あなたのフォーカシング中の心の余裕を見てみよう。

■ ワーク12のふり返り

1）フォーカサーとリスナーとの関係性について

フォーカシングは，何回もリスナーと実践していき深まっていけば，一人でも実施可能である。しかし，最初はリスナーからうまく受容してもらうことが，フォーカシング体験を展開していくことにおいて必要である。

あなたのパートナーであるリスナーは，どのようなリスナーであっただろうか。表Ⅱ-26をもとにした評定からリスナーをとらえ，その結果をリスナーにフィードバックしてみよう。

ワーク12　フォーカシング

表 II-26　フォーカサーによるリスナーの態度評価

(当てはまるものに○印をつける)

(1)　私の感じているものをともに感じていたと思う	はい	いいえ	わからない
(2)　思ったことはリスナーに自由に話せた	はい	いいえ	わからない
(3)　私の体験をわかろう，感じようとしていた	はい	いいえ	わからない
(4)　リスナーの発言が，自分のフォーカシング中の流れのじゃまにならなかった	はい	いいえ	わからない
(5)　私を支えてくれた	はい	いいえ	わからない
(6)　リスナーは，私のフォーカシングがうまいかどうかにこだわっていなかった	はい	いいえ	わからない
(7)　リスナーは，私のフォーカシングについてきていた	はい	いいえ	わからない
(8)　リスナーに対して遠慮やてれのようなものはなかった	はい	いいえ	わからない
(9)　リスナーは納得のいくまで私のフォーカシングにつき合おうとしてくれたと思う	はい	いいえ	わからない
(10)　リスナーは，私の流れをゆっくり待ってくれた	はい	いいえ	わからない
(11)　リスナーがそこにいてくれたという安心感があった	はい	いいえ	わからない
(12)　リスナーは焦ったり，不安をもったりはしていないと感じた	はい	いいえ	わからない

注：「はい」を3点，「いいえ」を1点，「わからない」を2点とする。
　(1)と(7)，(2)と(8)，(3)と(9)，(4)と(10)，(5)と(11)，(6)と(12)を合計して採点する。

　　　□　内に得点を記入する。

(1)+(7)
共鳴するリスナー
□ ×100/36 = ○

(2)+(8)
安全な場をつくるリスナー
□ ×100/36 = ○

(3)+(9)
関与するリスナー
□ ×100/36 = ○

(4)+(10)
プロセスを大切にするリスナー
□ ×100/36 = ○

(5)+(11)
支援するリスナー
□ ×100/36 = ○

(6)+(12)
安定したリスナー
□ ×100/36 = ○

(田村，1990を改変)

Ⅱ　ワーク編

表Ⅱ-27　心の余裕をみる項目

（当てはまるものに○印をつける）

(1) おおらかな，落ち着いた気持ちで自分を感じていた	はい	いいえ	わからない
(2) 自分の感じているものが非常にいきいきとしていた	はい	いいえ	わからない
(3) 自分の感じているものが自然に変化するのを待った	はい	いいえ	わからない
(4) 時間や周囲のことなどは気にならなかった	はい	いいえ	わからない
(5) 問題に対する感じに注意を向けたとき，身体がゆったりとしていた	はい	いいえ	わからない
(6) 自分自身を感じているなあという気持ちがあった	はい	いいえ	わからない
(7) 出てくるものは何であれそれについて行き，一緒にとどまっていた	はい	いいえ	わからない
(8) まわりの音が気にならなかった	はい	いいえ	わからない

注：「はい」を3点，「いいえ」を1点，「わからない」を2点とする。
　　(1)と(5), (2)と(6), (3)と(7), (4)と(8)を合計して採点する。

　　☐　内に得点を記入する。

(1)+(5)　　　　　　　　(2)+(6)　　　　　　　　(3)+(7)
落ち着き　　　　　　　体験の新鮮さ　　　　　プロセスの信頼
☐ ×100/24 = ◯　　　☐ ×100/24 = ◯　　　☐ ×100/24 = ◯

(4)+(8)
集中力
☐ ×100/24 = ◯

（田村，1990を改変）

2）フォーカーの心の余裕について

　フェルトセンスを生じさせ，感じ，受けとめるには，フォーカサーの心の余裕が必要である。表Ⅱ-27に基づくあなたの心の余裕は，どの程度でどんな心の余裕であっただろうか。

　田村（1990）の研究から，フォーカサーの心の余裕のうちで，落ち着きや体験の新鮮さは，リスナーの安全な場をつくる態度や，フォーカサーを支援する態度と関連があることが，明らかにされている。

　また，森川（1997）は，フォーカシング経験を重ねるにつれて，日常生活において自分を必要以上に責めたりしなくなり，自分の気持ちに正直になり，また悩みごとや問題に対して間を置くことができるようになると説いている。

【文　献】

Cornell, A. W.（1993）*The focusing guide's manual.* Focusing Resources.（村瀬孝雄監訳〈1996〉フォーカシングガイド・マニュアル　金剛出版）

Gendlin, E. T.（1962）*Experiencing and the creation of meaning: A philosophical and psychological approach to the subjective.* Free Press.

池見陽（1983）フォーカシングの教え方　人間性心理学研究，1，74-85．

森川友子（1997）フォーカシング的体験様式の日常化に関する因子分析的研究　心理臨床学研究，15，58-65．

田村隆一（1990）フォーカシングにおけるフォーカサー・リスナー関係とfloatabilityとの関連　心理臨床学研究，8，16-25．

II　ワーク編

ワークを通したあなたの特徴

　12種類のワーク体験を通してあなた自身の特徴をまとめてみよう。
　まとめていく視点として，①緊張⇔リラックス，②直観・イメージ⇔ことば，③一対一⇔グループ，④計画的⇔瞬間的の四つが挙げられる。12種類のワークの結果からこの四つの視点をもとにあなたの特徴はどのようなタイプであろうか。次頁の表II-28の16のタイプのどれに当てはまるかあなた自身をとらえてみよう。
　理想的な心理療法家になるためには，ワークを通して自分を知り，自分の不得意な特徴を臨床経験や日常生活，スーパービジョンを受けることによって補っていく必要がある。たとえば，リラックスして対人接触ができること，直観・イメージとことばの双方からクライエントが理解できること，一対一でもグループでも自分を表現し，クライエントが理解できること，計画的にクライエントと治療方針の実行ができ，かつ瞬間的，直観的な判断ができることが重要である。

ワークを通したあなたの特徴

表II-28 ワーク結果をもとにしたあなたの心理療法家としてのタイプ
（左から右へ空欄に当てはまるタイプに○印をつけていく）

ワーク1を基準に	ワーク2, 3, 4, 5とワーク6, 7, 8の違いから	ワーク2, 3, 4, 6, 7とワーク8, 9, 10の違いから	ワーク2, 3, 4, 5, 12とワーク11の違いから	タイプ	特徴
緊張タイプ	直観・イメージタイプ	一対一タイプ	瞬間タイプ	(1)	催眠療法家に多いタイプ
			計画タイプ	(2)	
		グループタイプ	瞬間タイプ	(3)	
			計画タイプ	(4)	
	ことばタイプ	一対一タイプ	瞬間タイプ	(5)	
			計画タイプ	(6)	
		グループタイプ	瞬間タイプ	(7)	
			計画タイプ	(8)	
リラックスタイプ	直観・イメージタイプ	一対一タイプ	瞬間タイプ	(9)	ユング学派に多い
			計画タイプ	(10)	来談者中心療法に多い
		グループタイプ	瞬間タイプ	(11)	エンカウンターグループを好む
			計画タイプ	(12)	集団心理療法家に多い
	ことばタイプ	一対一タイプ	瞬間タイプ	(13)	精神分析療法家に多い
			計画タイプ	(14)	行動療法家に多い
		グループタイプ	瞬間タイプ	(15)	
			計画タイプ	(16)	森田療法家に多い

III　アドバンス編

III　アドバンス編

Point 1　心理療法家の職種について

　心理療法を行う具体的な職種については，①精神科や心療内科のクリニックを開業している開業医や，精神科や心療内科病院に勤務する勤務医，②精神科や心療内科のクリニック，病院に勤務している臨床心理士，③自ら開業している臨床心理士，④大学における学生相談室のカウンセラー，⑤筆者のような，大学教員でありながら非常勤で精神科や心療内科のクリニック，病院に勤務している者が挙げられる。
　このうち，①の医師たちは，法的に心理療法を行うことが認められているが，日本では心理療法を主体に学べる医学部を持つ大学が少ないことから，心理療法の専門家から指導を受けて心理療法を行っている者は少ない。今後，医学部の教育カリキュラムのなかに，心理療法の講義や演習，実習を多く取り上げてもらうことを願う。
　また，②の病院臨床心理士については，国家資格の確立の課題を中心に，多くの課題が山積みされている。臨床心理士の本来の臨床現場は，学校ではなく病院であったはずであるが，いつの間にかその業務はスクールカウンセラー中心へと転換していった。日本において病院で心理療法を主体に勤務をしている臨床心理士は，もっと積極的に自己の存在意義を学会や他の職種の者へ提示すべきではなかろうか。
　また，③の開業をしている臨床心理士は少なく，その数は，今後，プロフェッショナルな臨床心理士が増えていくのかどうかの基準にもなる。
　さらに，④の大学の学生相談室に勤務する臨床心理士は，とくに私立の大学の学生相談室の場合において，非常勤が多い。日本の学生相談の歴史は古いにもかかわらず，現在に至っても非常勤が多いのは，今日までの臨床心理士の力不足といわれても仕方がない。さらに一般市民に認められるような実力を，養成してほしいものである。
　最後に，⑤の大学教員の臨床心理士の場合，日本では心理臨床分野のリーダーシップをとっているが，それは臨床心理士（スクールカウンセラーや心理

Point 1　心理療法家の職種について

テスター）の養成，あるいは臨床心理学者の養成のみであってほしい。心理療法家の養成やスーパービジョンに関しては，むしろ上記の①②③の職種の者のほうが優れている場合が多い。なぜなら，この職種の者のほうが，かかわるケース数や臨床経験に関して，大学教員よりもはるかに豊富であるからである。フロイトもユングも生涯を通して大学とかかわることは少なく，臨床家同士の交流を大切にし，大学教員としてではなく臨床家としてのアイデンティティをまっとうしている。アメリカでは，スーパーバイザーは，毎週，少なくとも自ら3ケース以上の心理療法を行っているという。

Point 2　心理療法家の成長過程

　中井（1985）によれば，精神科医が一人前の精神科医になる期間は，3年間以上はかかるという。また，その期間を，①何も自信が持てない時期，②自分なりにやっていける時期，③失敗もするが自信がつく時期の3期に分けている。

　筆者は，一人前，少なくとも開業ができるくらいの心理療法家になるためには，10年間以上の修業や養成期間がいるととらえている。筆者の経験に基づけば，その期間は，①情熱だけで無我夢中にケースとかかわる時期，②心理療法の技法にこだわり，技法の多くをマスターする時期，③自分なりのスタイルの心理療法ができる時期の3期に分けられる。

　①の時期は，失敗も多くするが，その過程で心理療法というものはどういうものかを身体で体得しやすい。

　次に，情熱だけではどうにもならないことがわかっていき，技法に走り，技法を用いることのほうが楽であることがわかってくる②の時期に入る。

　しかし，技法によってだけでは治りにくい，また，かかわりにくいケースが多いことがわかり，少しずつ自分自身についてをふり返っていく。この時期は，心理療法は，パソコンの技術を覚えるような小手先の技術の習得ではなく，まさに自分の生き方を問い直し，自分を考えることと結びついていることに気づく時期である。このころ，自分なりの悩みが生じ，この仕事，つまり心理療法家に自分は向いていないのではないかとか，なぜこのような道を選んだのかという動機をふり返ることが多い。

　その過程で，スーパービジョンや個人的な対人関係が支えにもなって，ふと気づくと，ひとり立ちした自分なりのスタイルを持った心理療法家になっていると，他者から言われることもある。しかし，心理療法家として完全なものではなく，自分なりに納得のいく心理療法を捜し続けようとするものである。

　心理療法家の成長過程は，このとおりではないにしても大同小異，これに近いものではないかと思われる。その養成の方法も，筆者の時代と現代とは，ず

いぶん異なっている。筆者の時代は，いわゆる徒弟制度的な特徴が強く，各研究室（各療法ごと）の研究会は曜日ごと異なっており，その研究会によって養成内容が固定されることが多かった。しかし，現在では，各療法の派閥意識は弱く，グループ間での心理療法の教育やスーパービジョンが盛んなようである。また，スーパービジョンにしても筆者の時代には，職業人として完成していくために厳しいスーパーバイズを受けていたが，現在では，スーパーバイジーの良い点を支持していくことが中心となり，流派間の論争，先輩との論議，また厳しいスーパービジョンを受けて不眠，食欲不振に陥るような例はまれになってきた。

　心理療法家になるためには何を学ぶかについては，臨床心理士の場合，現在のほうが筆者の時代よりもテキスト，参考書，ビデオなどが多く刊行され，また授業数も多いので，学びやすくなっている。しかし，どのようにして学ぶかについては現在でも容易ではない。どのようにして学ぶかは，やはりその個人の心理療法家になる動機づけの強さや，人生観，とくにこの人生はイージーではなく，何ごともうまくはいかないという内容を体得しているかにかかっているように思われる。

【文　　献】

　中井久夫（1985）治療　中井久夫著作集〔2巻〕　岩崎学術出版社

III　アドバンス編

Point 3　心理療法家のモデルについて

　自分がどのような心理療法家になるのかについてのモデルが必要である。とくに前項で述べた心理療法家になっていく過程の，①情熱だけで無我夢中にケースとかかわる時期において，どのような師（モデル）に出会ったのかが重要である。この時期は，出会った師に憧れて，何もかも同一化しやすい。また，師の言い方，仕草，考え方，人生観などを取り入れて，心理療法の型を学びやすい。
　心理療法家は，タイプとして三つに大別できる。
　その一つとして，クライエントが「自分を知ること，自分がわかること」を心理療法のねらいとするタイプ，このタイプの代表として西園昌久，前田重治，下坂幸三，成田善弘などの精神分析を基盤とする療法家が挙げられる。
　また，クライエントが「無理をせず楽になること，苦痛がとれること，症状が除去されること」を心理療法のねらいとするタイプ，このタイプの代表として，ミルトン・エリクソン，成瀬悟策，増井武士などの催眠，リラクセーション，動作訓練を基盤とする療法家が挙げられる。
　そして，両タイプの中間タイプとして，中井久夫と神田橋條治が挙げられる。
　心理療法家は，この三つのタイプのいずれかをモデルとして，自らの心理療法のスタイルをつくっていくことが望ましい。
　モデルとなる心理療法家誰もが持つ特性として，心理療法のみならず趣味や話題についても多種多芸であり，いわゆる専門バカではないこと，また，いつでもどのような状況でも，クライエントと退行できる青年期心性を持っていることが挙げられる。
　しかし，最近では，一対一の徒弟制度的心理療法家養成モデル，つまり，若きころ，ある憧れの臨床家に同一化して自らのアイデンティティを確立していくモデルは強調されなくなり，むしろさまざまな臨床家から多くを学び，自ら変幻自在に心理療法の技法を使いこなしたいという，プロテウス的心理療法家

Point 3 心理療法家のモデルについて

が強調されている。それだけ憧れのモデルが増えたのだろうか，それとも減ったのであろうか。しかし，いつの時代にも心理療法の基礎が大切であり，その基礎を身につけないで小手先だけの技法に走っても，真の心理療法家にはなれないと思われる。

【文　献】

◎ミルトン・エリクソン（Erickson, M. H.）
　Erickson, M. H. & Rossi, E.（1979）*Hypnotherapy: A exploratory casebook*. Irvington.（森俊夫・菊池安希子訳（1995）ミルトン・エリクソン入門　金剛出版）

◎神田橋條治
　精神療法面接のコツ　岩崎学術出版社，1984 年
　精神科診断面接のコツ　岩崎学術出版社，1984 年
　発想の航跡　神田橋條治著作集 1　岩崎学術出版社，1988 年

◎前田重治
　心理面接の技術——精神分析的心理療法入門　慶応通信，1976 年
　図説臨床精神分析学　誠信書房，1985 年
　芸論からみた心理面接——初心者のために　誠信書房，2003 年

◎増井武士
　治療面接への探求　1，2，3，4 巻　人文書院，2007 〜 2009 年

◎中井久夫
　中井久夫著作集　1，2，3，4，5，6 巻　岩崎学術出版社，1984 〜 1991 年
　中井久夫著作集〔別巻 2〕　岩崎学術出版社，1991 年

◎成田善弘
　精神療法の技法論　金剛出版，1999 年
　精神療法家の仕事——面接と面接者　金剛出版，2003 年
　精神療法の第一歩〔新訂増補〕　金剛出版，2007 年

◎成瀬悟策
　催眠　誠信書房，1960 年
　動作訓練の理論——脳性マヒ児のために　誠信書房，1985 年

◎西園昌久
　精神分析の理論と実際　神経症編　金剛出版，1975 年
　精神分析の理論と実際　精神病編　金剛出版，1976 年

Ⅲ　アドバンス編

　　精神分析治療の進歩　金剛出版，1988 年
◎**下坂幸三**
　　家族療法の視点　金剛出版，1997 年
　　摂食障害治療のコツ　金剛出版，2001 年
　　心理療法のひろがり　金剛出版，2007 年

Point 4　心理療法を行ううえでの四つのキーワード

1）芸か技法か

　前項で挙げたモデルとなる心理療法家は，心理療法についての見解を芸，つまり，何年もかかって自分なりの心理療法スタイルを編み出していくことであるととらえる者と，ヒトの能力は大差がないととらえ，誰もが即時にマスターできる技法や，クライエントの症状除去，問題の解決が何よりも大切であるととらえる者とに分けられる。つまり，心理療法は芸（art）なのか，それとも技法（technique）なのか，というとらえ方の相違がある。

　前者は，治療者とクライエント双方の主観的世界や，いわゆる勘を重視し，後者は，治療者とクライエント双方の姿勢や行動などの，客観的なものを重視しやすい。

　筆者は，前者も後者も心理療法を行ううえで重要な視点であるととらえている。しかし，最近の若い臨床家には，前者から心理療法家への道に入っていく場合，ことばの魔術に幻惑されて現実世界を見失いがちであり，幻惑された世界から抜け出しにくい魅力があることから，むしろ後者から心理療法への道を始めることを勧めている。

　心理療法を始めたころ，自分やクライエントを客観的にとらえる練習は大切であり，とくに臨床心理士の場合，心理テストの実践を多く積むと，この客観的なものの見方が養成できるように思われる。同様なことが医師の場合には，外科や基礎医学を専攻した者が精神科医へと転換するような例が挙げられる。客観的なものの見方ができて前者の道へ入ると，心理療法家としての幅ができ，主観的世界の尊さもわかってくるように思われる。

2）不安（anxiety）について

　心理療法を実践していくうえで，自分やクライエントの持つ今の不安は何かをとらえることは，重要である。

　心理療法のねらいは，極言すれば，クライエントの持つ不安を和らげること

であろう。とくに治療者は，クライエントの持つ不安の種類，たとえば，超自我からくる自分を罰したいという不安や去勢不安（castration anxiety）なのか，また，エスからくる分離不安（separation anxiety）や見捨てられる不安（abandoned anxiety），それとも破滅不安（annihilated anxiety）なのか，また現実外界からのストレッサーからくる不安なのか（図Ⅲ-1参照）を見極めて，その不安を受容しなければならない。

　また，不安の対応については，「Ⅰ理論編」の5章で述べたように，生じている不安の原因についてを洞察させる方法，不安内容や不安にまつわる心の内容を表現させる方法，不安の対処方略（coping）を訓練させる方法，不安を抱く自我を支える方法，また治療者との関係づけを強化して不安を和らげる方法などがある。

3）イメージ（image）について

　心理療法は，イメージ療法であるととらえる臨床家もいる。イメージとは，臨床分野では実験心理学でいうイメージとは異なり，内面に思い描いている像，とくに無意識的な心像のことをいう。ユング心理学派はこのイメージを重視し，河合（1991）はイメージの特性として，①自律性（自我のコントロールを越えている），②具象性，③集約性（多くのことを集約しやすい），④直接性（直接的に表現する），⑤象徴性，⑥独創性（創造性と結びついている）の6点を挙げている。ユング心理学派の考え方は，イメージによって意識と無意識とが統合でき，心が安定するというものである。

　心の奥を表現させ，自分を明確にさせることをねらう心理療法においては，心の奥（無意識）をイメージによって表現してもらうか，それともことばによって表現してもらうかによって，治療方法も異なってくる。フロイトに始まる精神分析療法は，クライエントの心の奥（無意識）の世界を，夢，空想，連想などのイメージからことばに変換させて表現させるが，ユング心理学派では，描画，箱庭，コラージュ，夢などでイメージそのものを表現させるという違いがある。

　いずれにせよ治療者は，クライエントの表現するイメージを感受できる能力が必要である。心理療法家として腕を上げるには，日常生活において絵画，彫

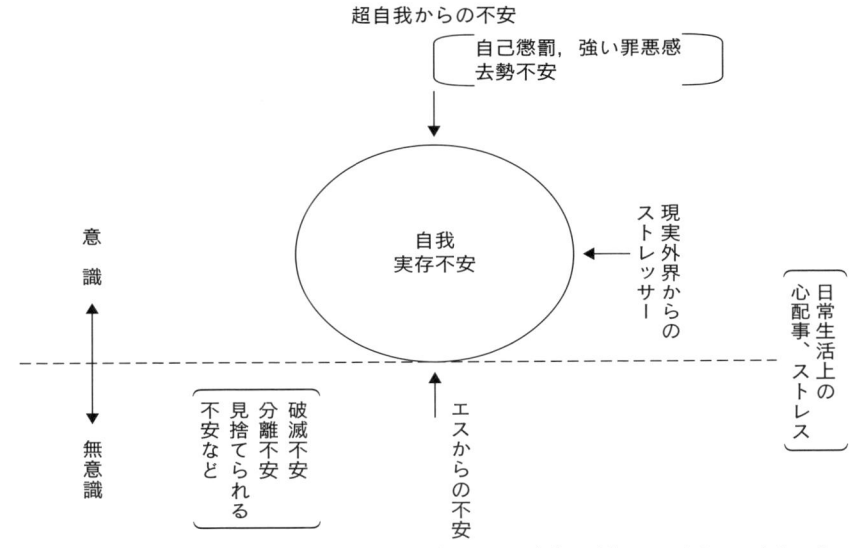

Point 4　心理療法を行ううえでの四つのキーワード

超自我からの不安
自己懲罰，強い罪悪感
去勢不安

自我
実存不安

現実外界からのストレッサー

日常生活上の心配事，ストレス

意識
無意識

破滅不安
分離不安
見捨てられる不安
など

エスからの不安

注：・実存不安とは（existential anxiety）とは，自分の存在自体が不安におそわれることをいう。自分の存在の空しさを実存的空虚という。
・去勢不安とは，男根期に見られるペニスを切りとられる不安。性衝動に対する罪悪感からくる。
・見捨てられる不安とは，生後8カ月の人見知り以前の時期において，母親から愛されていないために見捨てられるのではないかという不安。
・分離不安とは，生後8カ月の人見知り以後において，母親から離れることの不安。
・破滅不安とは，人生最早期において母親から基本的信頼感（basic trust）を得ていないために自分が破壊されるのではないかという不安。

図Ⅲ-1　不安の種類

刻，映画，音楽，踊りなどを味わったり，行ったりして五感を錬磨し，イメージを豊かに保たなくてはならない。

　ところで，クライエントが表現したイメージをどのようにとらえるかについては，①クライエントなりの主観的な現実，外界の認知，②クライエントの過去の対象関係や対人関係の表現，③現在の治療者との関係のあり方の表現，④「Ⅱワーク編」の「箱庭」でふれた，表Ⅱ-9に示すような，あることの象徴としての表現の四つがあるが，治療者は，治療の流れやクライエントの状態を把握しながら，この四つのうちの視点から，クライエントのイメージ表現を

共感，理解していかなければならない。

4）クライエントを見立てる二つの軸——自我の強さと関係性

　クライエントと出会い，心理療法を始めるにあたって，クライエントをどのように診断し見立てるのかについては，「Ⅰ理論編」の5章の自我の強さのところでふれた。心理療法を行うにあたっては，クライエントはどの程度自我が強いのかを見立てることが重要である。

　さらに，見立てるうえで大切なもう一つの視点として，関係性（relatedness）の特徴が挙げられる。関係性とは，人間関係や治療関係，あるいは現実外界とのかかわり方が，接近的，親密的，親和的か，それとも回避的，疎遠，拒否的かどうかをとらえる用語である。自我の強さと精神医学的診断名（疾患名）と関係については，「Ⅰ理論編」の表Ⅰ-31に示したが，自我の強さの程度と関係性（接近⇔回避）の程度の二軸から見た精神医学的診断名との関係は，どのようなものであろうか。

　図Ⅲ-2は，筆者なりに自我の強さの程度と関係性の程度の二軸から見た，精神医学的診断名を示したものである。

　図Ⅲ-2より，統合失調症はその病理から自閉を特徴とし，容易に「ノー」とは言えない傾向がある。うつ病もエネルギーが低下して引きこもる傾向が強い。逆に躁病となると，現実外界，他者へ自己を顕示して多動となる。しかし，一般に健常者よりも自我は弱い。

　一方，パーソナリティ障害の種類は多くあり，関係性の特徴も一定していないが，健常者よりも自我は弱い。

　神経症の場合，シュナイダー（Schneider, K.）のいうヒステリー性格（わがまま，勝気，未熟，自己顕示性が強い）の転換ヒステリーは外向的であり，現実外界や他者を過剰に意識している。他方，他の神経症は，心因によって現実外界へ回避的である。

　また，健常者に対して，いわゆる悩みの相談を行っているカウンセラーは，図Ⅲ-2の左上の部分のクライエントを対象とすることが多い。

　すべてのクライエントを図Ⅲ-2のどこかに位置づけることは難しいと思われるが，図Ⅲ-2のようなとらえ方は，クライエントを見立てるうえでも，あ

Point 4　心理療法を行ううえでの四つのキーワード

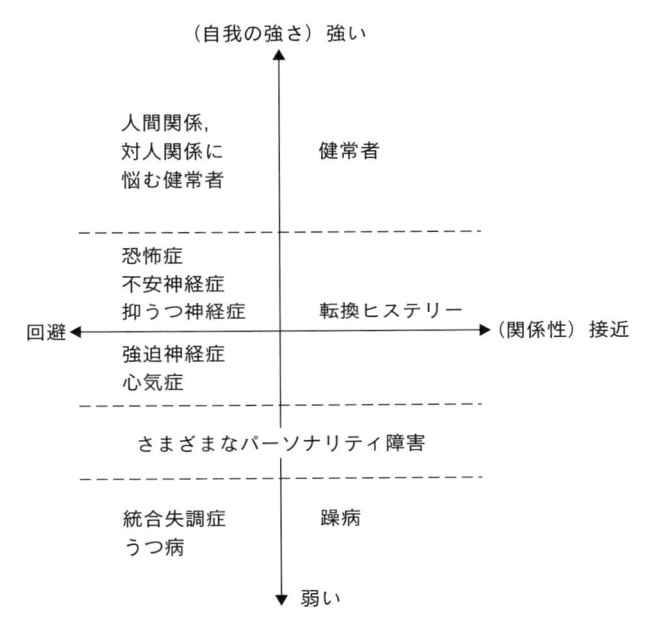

```
                （自我の強さ）強い
                        ↑
   人間関係，          │
   対人関係に    健常者
   悩む健常者         │
   ─────────────┼─────────────
   恐怖症             │
   不安神経症         │
   抑うつ神経症  転換ヒステリー
回避 ←─────────────┼─────────────→ （関係性）接近
   強迫神経症         │
   心気症             │
   ─────────────┼─────────────
        さまざまなパーソナリティ障害
   ─────────────┼─────────────
   統合失調症    躁病
   うつ病             │
                        ↓
                      弱い
```

図Ⅲ-2　自我の強さの程度と関係性の程度からみた精神医学的診断名

るいは自我強化をねらう心理療法を行ううえでも，役立つと思われる。

【文　　献】

河合隼雄（1991）イメージの心理学　青土社
長尾博（2009）大会委員長講演　昨今の青年期クライエントの特徴とその対応をめぐって　日本カウンセリング学会第 42 回大会
Schneider, K.（1923）*Die psychopathischen Persönlichkeiten*. F. Deutcke.（懸田克躬・鰭崎轍訳〈1954〉精神病質人格　みすず書房）

Point 5　年齢別の心理療法実践のポイント

　心理療法を行うクライエントに対してどのような対応が望ましいのかについては，ケースごとに異なる。ここでは，著名な心理療法家や筆者の臨床経験をもとに，年齢別の心理療法実践のポイントについてふれたい。
　表Ⅲ-1は，そのポイントをまとめたものである。表Ⅲ-1から，青年期以前の子どもの心の問題に対しては，その親の養育態度の改善に全精力を注ぐべきであろう。もちろん，子ども自身の治療も重要であるが，親の養育態度の改善のほうが治療としては近道となる。その際，親との治療期間がポイントであり，長期となると治療は悪循環に陥りやすい。また，親の養育態度のどの点に問題があるのかについて，親自身に気づかせることがポイントである。
　青年期のケースは，治療者自身の個性や，逆転移がその治療を左右しやすい。青年は，治療者がどのような人物なのかをよく見ている。したがって，治療者は自分の個性をよく知っておかなければならない。厳密には，中学生・高校生の場合と大学生以後の場合とでは，治療技法や治療関係のあり方は異なるが，前者の場合，非言語的交流が主体をなし，親からの独立と依存のアンビバレンスを受容し，治療者の青年期のあり方を意識的にも無意識的にも同一化していくことがポイントとなる。また，後者の大学生以後の場合，この現実世界や他者をクライエントがどのようにとらえているかが，自らのアイデンティティ確立の課題と深くかかわってくる。このことから，治療者にとって，クライエントの現実吟味能力（reality testing）の養成の支援が重要である。
　また，中年期のケースについては，内向的な治療者がこの年齢のケースに適していると思われる。とかく，もうひと花咲かせたい，叶わなかった青年期の夢の実現，あるいは今までの人生の後悔や反省が悩みとして生じやすいが，治療は意外に早く展開し，何やら話しているうちに一応のおさまりがつくのが，この年齢のケースの特徴である。したがって，青年期心性を強く残した治療者の場合，中年期ケースは長い治療期間を要して悪循環に陥りやすいので，治療者が青年期を乗り越えていることが重要である。

Point 5　年齢別の心理療法実践のポイント

表Ⅲ-1　年齢別の心理療法実践のポイント

クライエントの年齢	実践のポイント		
	子ども		その親
青年期以前の子どものケース	・プレイセラピーが中心，治療者の能動性が大切。 ・子どもの攻撃性の表現の仕方と流れをよく見ていく。 ・子どもの分離不安の程度を見ていく。		・治療者は，親の問題点を責めてはいけない。 ・親の養育態度の改善を中心に行う。 ・母子一体感の重要性を取り上げる。
青年期のケース	中学・高校生	治療者の個性，とくに自分の青年期はどうであったかが重要。	・不本意来談をわかってあげる。 ・非言語的交流が大切。 ・親からの自立についてあせらない。 ・治療者は new object になれるかどうか。
	大学生以後		・社会，現実をどうとらえているかにふれる。
中年期のケース	・治療期間は短期間のほうが奏功しやすい。 ・青年期に解決できなかった課題を少しだけふれていく（正面からこの課題に取り組まない）。 ・今，ここを大切にする。 ・時の流れの早さに気づかせる。		
老年期のケース	・喪失体験による抑うつ，悲哀，孤独感を受容する。 ・過去の再現（良い体験，悪い体験）をイメージを介して行う。 ・人生をまとめていく支援をする。 ・経験の意味や価値についてとくに問わない。		

　また，老年期のケースについては，未練を持たない割り切ったパーソナリティの治療者が適している。ケースのほとんどが，さまざまな喪失体験からくる嘆き，悲しみ，淋しさを訴えてくる。そのなかで，人生の意味，経験の意味，自分自身の評価などの難しい話をするケースもある。治療者は，そのような難しい話をじっくりと傾聴しながら，クライエントの気持ちに執着を持たせずにさっぱりと受け止めていくことが，この年齢のケースとかかわるポイントである。

Ⅲ　アドバンス編

【文　　献】
◎子どもの心理療法
　弘中正美（2002）遊戯療法と子どもの心的世界　金剛出版
　村瀬嘉代子（2001）子どもと家族への統合的心理療法　金剛出版
◎青年期の心理療法
　馬場謙一編（1991）青年期の精神療法〔増補版〕　金剛出版
　小此木啓吾（1976）青年期精神療法の基本問題　笠原嘉・清水将之・伊藤克彦編　青年の精神病理　弘文堂
◎中年期の心理療法
　飯田真・佐藤新（1988）中年期の精神療法　季刊精神療法, **14**（4）, 322-333.
　河合隼雄（1993）中年クライシス　朝日新聞社
◎老年期の心理療法
　下仲順子編（1997）老年心理学　培風館
　竹中星郎・星薫編（2002）老年期の心理と病理　放送大学教育振興会

Point 6　心の問題別の心理療法実践のポイント

　本項では，前項と同様に，著名な心理療法家や筆者の臨床経験をもとに，心の問題別の心理療法実践のポイントをまとめてみた。表Ⅲ-2にそれを示した。

　ひとくちに心の問題といってもさまざまであり，それを大枠で取り上げること自体，臨床的ではないが，たとえば強迫症状を訴えるクライエント10名が来談・来院した場合，表Ⅲ-2のポイントは8名に当てはまるという確率で理解してもらいたい。

　表Ⅲ-2より，DSM-Ⅳ-TRやICD-10ではすでに転換ヒステリーという診断名はないが，臨床的にはフロイトの見解に基づいたほうが治療しやすい。転換ヒステリーのクライエントの身体症状をよく聞き，表現させることによって，症状は除去されやすい。クライエントの訴えはやや大袈裟だが，治療者も大袈裟に反応するとよい。

　一方，強迫神経症は，根気のいる治療であり，同じことを反復くり返す面接をしばらく行わなければならない。押し問答というのは，クライエントは不信，疑惑が強いために治療者のいうことを聞く反面，自分の症状や不安を述べて，押したり引いたりの話になることをいう。強迫症状や行為の強さによっては，行動療法が奏功しやすい。イメージを介した治療を行ってもイメージが貧困なために展開しにくい点がある。

　パニック障害は，パニック発作が生じるのではないかという恐怖か，それとも以前の発作が生じた状況を思い出す恐怖なのかをよく聞いて治療を始める。少しずつ外出や不安に慣れさせ，不安が和らいできたら，タイミングよくさまざまな対処法をクライエントとよく論議した後，恐怖状況にさらすエクスポージャー法を用いて，恐怖を乗り越えさせることがポイントである。

　アパシーについては，引きこもり青年のように社会から全面退却するタイプと，外での遊びやアルバイトを行うものの意欲が乏しいという部分退却タイプとがある。彼らの自尊心を傷つけず，自我を支えながら，良い悪いの意見を明

III　アドバンス編

表III-2　心の問題別の心理療法実践のポイント

心の問題の種類		治療のポイント	治療終結後のクライエント像
神経症圏	転換ヒステリー	・表現療法が中心。 ・いきなり心理的な解釈をしないで，身体症状の話を聞く。 ・中立的態度でかかわる。	・症状はクリアに除去される。 ・自己顕示性は強い。
	強迫症状・強迫行為	・治療は長くかかりやすい。 ・クライエントと押し問答をしない。 ・対人関係の問題はとくにふれないほうがよい。 ・治療の流れを変えたり，タイミングをはずすと，症状が除去されやすい。 ・行動療法が有効である。	・感情表現ができる。 ・話題が症状についてではなくなる。
	パニック障害	・パニック発作が生じる恐怖か，それともその状況の記憶から生じる恐怖かを聞く。 ・認知行動療法が有効である。 ・治療の流れで，いつエクスポージャー法を用いるかのタイミングが，ポイントである。	・以前よりも快活なクライエントに変わることが多い。
	アパシー	・社会からの全面退却タイプと，社会と少しかかわる部分退却タイプとがある。 ・ソーシャルスキルの獲得と，生活が規則正しくなることの支援をする。 ・治療は引きこもりと同様に，クライエントの自尊心を傷つけない。 ・女子は過食やうつ状態，男子は高校，大学の中退をしやすい。 ・治療者が父親代わりになる（父親的かかわりをする）。	・自分のできることとできないことが，わかってくる。 ・現実の生活の不満，批判などを言わなくなる。 ・アルバイトなどをする。
	引きこもり	・他の疾患ではないかどうかの診断をする。 ・クライエントの自尊心を傷つけない。 ・気長に関係の維持に努める。 ・親とは別の面接をする。 ・家庭内暴力がある場合は，入院治療がよい。 ・不安の強い親，クライエントに期待過剰な親，冷淡な親の3タイプがある。	・少しずつアルバイトや外出をして，友人ができる。 ・親と一定の距離のつき合いができる。
	リストカット	・治療者とのことばでの交流を重視する。 ・クライエントにとって，リストカットはどのような効果（意味）があるのかを聞く。	・何かに打ちこめるようになる。

Point 6　心の問題別の心理療法実践のポイント

表Ⅲ-2　（つづき）

心の問題の種類		治療のポイント	治療終結後のクライエント像
神経症圏	リストカット	・低い自己評価と空虚感を受容して，自己肯定性を促していく。 ・嗜癖化しやすいので，他の行動に置き換えることも大切（例，電話で話す）。	・対人関係で支えてもらう人ができる。
心身症	摂食障害	・初期にこの疾患の特徴を説明する。 ・初期はことばよりもイメージからかかわるほうがよい。 ・親との合同面接がよい。 ・心の問題を体重のことにすり変えられないように留意する。 ・うつ状態が強い場合，薬物療法が有効である。	・体重，食べることの話がなくなる。 ・生活は地味になり，個性のない平凡なパーソナリティになりやすい。
	その他の心身症	・皮膚疾患，呼吸器疾患をもつクライエントは長期の治療となる。 ・治療者は中立的であったほうがよい。クライエントに侵入的であると治療は中断する。 ・リラクセーションを促進していく。 ・うつ状態へと移行する前に攻撃性が表現できたら，症状は除去されやすい。	・以前ほど「よい子」や八方美人，「よい人」ではなくなり，わがままが出てくる。 ・行動が活発になる。
境界性パーソナリティ障害		・治療契約を初期から守るように強く言う。 ・治療者との相性がその後を左右しやすい（治療者は，境界例的なパーソナリティの者がよい）。 ・アルコール依存症の場合，クライエントに恥をかかさぬよう注意し，クライエントの行動を信頼し，ことばは理解だけしていく。 ・絵画療法，風景構成法を用いたかかわりが行動化を防ぐ。 ・あえて母子関係やトラウマについてふれない。	・転換ヒステリー，あるいは強迫神経症，抑うつ神経症のクライエントになればよい。 ・以前ほどトラブルは少なくなり，治療上で行動化はなくなる。
統合失調症		かかわり方	・「ノー」と言えるようになってくる（拒絶できるようになる）。
		・治療初期から深い質問をしたり，心理的介入をしない。押しつけない。 ・面接20回を1クールとしてとらえる。 ・面接1回につき一つのテーマを取り上げる。 ・生活について（生活状況）と症状の話が中心，自閉性を尊重する。	

III　アドバンス編

表Ⅲ-2　心の問題別の心理療法実践のポイント（つづき）

心の問題の種類	治療のポイント		治療終結後のクライエント像
統合失調症	妄想，幻聴に対して		・待てるようになる。 ・話にまとまりがある。 ・身体症状が生じて寛解していくこともある。
	・妄想はいつから生じているかを聞く。 ・妄想と勝負しない，その苦しさや大変さを受容する。 ・幻聴に対しては安心感を与える支持をする。		
	経過		
	・一般に20代発症，30代に状態が悪化，40代〜50代に安定していき，60代以後は寛解しやすい。 ・寛解時に発症時の状況を聞かない（思い出させない）。 ・退院の判断基準については表Ⅲ-3に示す。		
うつ病	かかわり方		・活力，活気が生じてくる。 ・外界に注意が向けられ，自意識が薄れる。 ・悲観的考えが弱くなる。 ・わがままになる。 ・あるべき理想が下がってくる。 ・復職の判断基準については，表Ⅲ-5に示す。
	・安易に治療者は「わかります」と言わない。 ・薬の効果についてやや低めに伝えること。 ・自尊心の傷つきについて配慮してかかわる。		
	・回復時は慎重に。 　回復段階に応じた生活指導については，表Ⅲ-4に示す。 ・慢性うつ病は入院が有効。 ・再発については治療初期に説明しておく。 ・将来の不安，取り越し苦労は後回しにしてもらう。 ・従来のうつ病のタイプとは異なるディスチミア親和型の場合，心理療法が有効。		

注：ディスチミア親和型のうつ病とは，わがまま，未熟，万能感が強く，依存的で外罰的で環境に左右されやすいタイプをいう。

確に言う父親的なかかわりが望ましい。かかわる内容は，対人関係の方法や生活態度の改善などが中心となる。

　引きこもりについても同様な治療であるが，他の疾患ではないのかを留意していく必要がある。たとえば，幻聴の有無，自分の考えが筒抜けになっていな

いか，頭の中がザクザクする感じがないかどうか，いろんなことがあべこべになった感じがないか，不眠の有無などをチェックする必要がある。一般にアパシー青年の親よりも，引きこもり青年の親のほうが多くの問題を持っていることが多く，その親への対応も重要である。

　リストカットは一般に女子に多く，嗜癖化しやすいので，早めに面接のなかでクライエントにとってどのような効果（意味）があってリストカットをするのかを，確認していく必要がある。リストカットを示す青年は，自己評価が低いことから，面接でのことばでの交流，あるいは文通（日記を通して）や電話相談などによって，自己肯定感を養っていくことがポイントである。

　また，摂食障害は，絵画，箱庭，風景構成法などのイメージを介した治療法のほうが展開しやすい。その際，親と別の面接をしなくても合同面接を行ってもよい。このことによって，親子関係のあり方が面接で意識化されたり，食生活の正常性について親と子どもとで確認できる点もある。転換ヒステリーと同様に，治療者が少し大袈裟に反応していくと治療は展開しやすい。うつ状態を示すクライエントもいるので，うつ状態をとる治療も必要である。

　その他の心身症についてはさまざまな種類があるが，クライエントにとって心身相関に気づくことは容易ではない。一般に身体症状のみを訴えることが多いので，治療者は精神科医以外のまるで内科医か皮膚科医のように症状についてよく聞き，その話に長くつき合えることがポイントである。その際，クライエントの自我にいきなり介入しないで，背後にある心理的なものを（たとえば愛情飢餓や潜められた怒りなど）を共感していき，クライエントのうつ状態や攻撃性をいかに処理していくかが治療の鍵となる。

　また，境界性パーソナリティ障害を扱う場合には，治療者は多大なエネルギーを費やすことの覚悟がいる。彼らは，いわゆるドクターショッピングをしており，自分と相性の合う治療者を捜している。治療者は，治療初期から約束ごとを厳守させることがポイントである。それでもささいな行動化を示しやすいが，その行動化の内容を介してそれを言語化していくと，治療は展開しやすい。精神分析的に治療者のほうから母子関係にふれたり，生育史上の外傷体験にふれたりすることは望ましくなく，クライエントのほうから積極的にこれらについて述べ出した場合には，十分に受容しながら，今，ここでの充足感や満足感についてふれ

ていく必要がある。彼らが神経症まで回復していくと治療は終結となる。

　統合失調症の心理療法は，治療者によってその展開は大きく異なる。最初から深く心理的介入をしないで，観察していく程度がよい。その話題は，症状についてや日頃の生活状況が中心となり，自閉性については少しずつ改善をねらっていく。入院治療の場合，看護師，PSW（精神保健福祉士），OT（作業療法士）などのスタッフとの連携が最も重要となる。退院できるかどうかの基準については，表Ⅲ-3に示す内容が挙げられる。外来治療については，治療者はそのクライエントのホームドクターとなる覚悟がいる。一般に週1回，20分程度の面接を行う。退院直後は週1回，かなり寛解していれば月1回程度の面接間隔となる。

　うつ病については，ほとんどのクライエントがまじめ，几帳面，徹底的，執着的といったパーソナリティであるが，最近では，20代，30代のクライエントのなかにディスチミア親和型のうつ病も現れ，薬物療法よりも，転換ヒステリーや境界性パーソナリティ障害の心理療法と同様な心理療法が有効な例が増えている。いずれにせよ自尊心を傷つけないようにかかわり，再発について治療初期に説明しておく必要がある。うつ病は回復時は無理をしないように教示していく必要がある。回復段階に応じた生活指導については，表Ⅲ-4に示すとおりである。また，慢性うつ病は入院治療が望ましい。復職の判断基準としては，表Ⅲ-5に示すものがある。

表Ⅲ-3　統合失調症の退院判断基準

(1)　退院後の生活について家族の支援が得られるか，単身生活の場合は，住む部屋と経済的支援が得られる。
(2)　地域で生活するための最低限の日常生活技能（食事，金銭管理，火の始末）があるか，不足している場合には家族などの支援が得られる。
(3)　自分で服薬でき，定期的に退院できる。
(4)　再発の注意サインをモニターでき，サインが出現したときに医療スタッフに連絡できる。
(5)　現在の入院の契機となった問題（たとえば興奮や暴力，自殺企図，違法な薬物やアルコール摂取など）がほぼ解消され，地域生活における自傷他害の危険が低い。
(6)　必要な場合に，訪問看護や保健師や福祉，ホームヘルプ等の人の訪問を受け入れることができる。
(7)　重い身体疾患がないか，通院で治せる程度に改善している。

（安西，2001を改変）

表Ⅲ-4 うつ病の回復段階に応じた生活指導の目安

段階	睡眠状況	活動可能な時間帯	日中の活動性	外出	運動	倦怠感疲労感	登校・仕事への意欲
(1) 休養導入期	入眠困難・中途覚醒あり	不規則	時に過活動傾向あり	制限の必要あるが守れない	強迫的にしてしまうことがある	自覚なし	すぐに戻りたいという焦り
(2) 休息期	入眠は容易,中途覚醒・早朝覚醒なし	夕方以降	午前午後とも眠気が強い	ほとんどできない	ほとんどできない	常時あり	登校・復職は考えたくない
(3) 活動回復期	同上	昼以降	午前は眠気が残るが昼以降は動ける	当初は2時間程度可能。回復が進むにつれ半日程度まで可能	当初は30分程度可能。回復が進むにつれ2時間程度まで可能	活動後に出現	登校・復職を考えると不安になることもある
(4) 復職準備期	入眠は容易,焦りが再燃すると早朝覚醒	朝から	午前から動けるが昼寝は必要	半日程度は可能。終日外出すると翌日は疲労が残存	2時間程度可能	活動後に心地よい眠気	登校・復職を自然に受け止められる。時に焦りが再燃
(5) 復職後	入眠は容易,時に早朝覚醒あるが再入眠は容易	同上	午前から動けるが,帰宅後1時間程度の仮眠が必要	平日日中は問題なし。夜間や休日に外出すると疲労蓄積	休日に軽い運動程度	勤務後は疲労感あり。休日は臥床がち	その時点でできることをやる

(北島, 2008 を改変)

III　アドバンス編

表III-5　うつ病の復職の判断基準

〈現時点での回復程度による判断〉	
(1)　生活リズムの回復	睡眠が安定している。 朝から起きて活動することが可能である。
(2)　体力の回復	ひとりで通勤可能である。 通勤時間も含め連続して8時間程度の活動が可能である。
(3)　勤労意欲の回復	復職への意欲があり，復帰に伴う不安がない。
〈縦断的な経過からの判断〉	
(1)　十分な休養	少なくとも1カ月間は十分に睡眠を取り，休養に専念した時期がある。
(2)　体力の回復	少なくとも1カ月間は運動し，体力増強に努めた時期がある。
(3)　社会性の回復	復職までの期間，1カ月程度の通勤練習をする準備ができている。

(北島，2008を改変)

【文　献】

◎転換ヒステリー

　青木省三・原泰志（2002）身体表現性障害　山崎晃資編　現代児童青年精神医学　永井書店

　西村良二（2002）小児期・思春期の転換性障害の治療　精神科治療学，16，331-334．

◎強迫症状・強迫行為

　新福尚武・増野肇（1987）強迫・恐怖症状の精神療法　季刊精神療法，13（4），310-359．

　飯倉康郎編（2005）強迫性障害の行動療法　金剛出版

　成田善弘（1994）強迫症の臨床研究　金剛出版

◎パニック障害

　ギャビン・アンドリュースほか著，古川壽亮監訳（2003）パニック障害と広場恐怖　不安障害の認知行動療法1　星和書店

　熊野宏昭・久保木富房編（2008）パニック障害ハンドブック――治療ガイドラインと診断の実際　医学書院

　ダン・J・スタイン編著，島悟・高野知樹・荒竹徳監訳（2007）不安障害臨床マニュアル

日本評論社

◎アパシー
　土川隆史編（1990）スチューデント・アパシー　同朋舎出版
　山田和夫（1998）スチューデント・アパシーと現代学生の自己形成　精神科治療学，13
　　(3), 297-304.

◎引きこもり
　狩野力八郎・近藤直司編（2000）青年のひきこもり——心理社会的背景・病理・治療援助　岩崎学術出版社
　近藤直司編（2001）ひきこもりケースの家族援助——相談・治療・予防　金剛出版
　斎藤環（2002）ひきこもり救出マニュアル　PHP研究所

◎リストカット
　ウォルシュ，B. W.・ローゼン，P. M. 著，松本俊彦・山口亜希子訳（2005）自傷行為——実証的研究と治療指針　金剛出版
　ウォルシュ，B. W. 著，松本俊彦・山口亜希子・小林桜児訳（2007）自傷行為治療ガイド　金剛出版
　ベル，L. 著，井沢功一朗・松岡律訳（2006）自傷行為とつらい感情に悩む人のために——ボーダーライン・パーソナリティ障害（BPD）のためのセルフヘルプ・マニュアル　誠信書房

◎心身症
　アレキサンダー，F. 著，末松弘行監訳（1989）心身医学の誕生　中央洋書出版
　日本心身医学会（1991）日本心身医学会の心身症の新しい診療方針

◎摂食障害
　星野仁彦・金子元久・丹羽真一郎編（1996）摂食障害の診療ストラテジー　新興医学出版社
　上原徹（2004）食にとらわれたプリンセス——摂食障害をめぐる物語　星和書店

◎境界性パーソナリティ障害
　神田橋條治（1981）境界例　現代精神医学大系 12　中山書店
　成田善弘（1989）青年期境界例　金剛出版
　成田善弘編（2006）境界性パーソナリティ障害の精神療法——日本版治療ガイドラインを目指して　金剛出版
　リネハン，M. M. 著，大野裕監訳（2007）境界性パーソナリティ障害の弁証法的行動療法—— DBT による BPD の治療　誠信書房

◎統合失調症
　安西信雄（2001）退院時の面接技法　精神科臨床サービス，1 (1), 69-73.

Ⅲ　アドバンス編

原田誠一（2006）妄想との上手な付き合い方　こころの科学 126　日本評論社
中井久夫（1976）分裂病の慢性化問題と慢性分裂病状態からの離脱可能性　分裂病の精神病理 5　東京大学出版会
フロム・ライヒマン著，阪本健二訳（1964）積極的心理療法──その理論と技法　誠信書房
坂口信貴（1982）精神分裂病　馬場謙一編　青年期の精神療法　金剛出版
ハロルド・ド・サールズ著，松本雅彦ほか訳（1991）逆転移──分裂病精神療法論集　みすず書房

◎うつ病

傳田健三（2002）子どものうつ病──見逃されてきた重大な疾患　金剛出版
飯田真（1978）うつ病の精神療法　季刊精神療法，4，114-117.
北島潤一郎（2008）うつ病患者への休業から復職までの多面的支援　精神科臨床サービス，8（1），48-54.
コプレウィッツ，H. S. 著，上島国利監訳（2009）憂うつな青年たち──青年期のうつ病の認知と治療　誠信書房
ジェームズ・P・マカロウ原著，古川壽亮ほか監訳（2005）慢性うつ病の精神療法──CBASP の理論と技法　医学書院
野村総一郎（2008）内科医のためのうつ病診療〔第 2 版〕　医学書院

Point 7　行動化について

　昨今の心理療法の動向として，ことばを中心とする来談者中心療法や精神分析療法は退潮であり，むしろ行動改善をねらう認知行動療法や，現実的な問題解決を目指す解決志向療法が注目されている。その原因としては，「Ⅰ理論編」の2章の心理療法の歴史でふれたように，社会の変動とともにヒトの心理・病理の変化が，その一つとして考えられる。とくに日本では，行動化を示すクライエントや，解離症状を示すクライエントが増えている。

　行動化とは，ことばの代わりに行動で自己表現をすることを意味する。また，解離とは，自己の統合性や連続性が失われることをいい，抑圧（repress）は，自我が受け入れがたい経験を意識から締め出し，無意識に停留されることをいうが，解離は自我の分裂や変換であり，その原因や問題そのものを外在化しやすいという違いがある。いずれにせよ行動化も解離も，自己，自我をふみとどめて内省するものではなく，従来のことばやイメージを介した心理療法では対応しにくい面を持っている。

　筆者の約30年間の青年期の危機（adolescence crisis）に関する臨床的，実証的研究結果からも，今日の青年は20年前の青年に比べて，自らの心の葛藤を回避するか，あるいは行動によって自己表現する者が増えており，親子関係上の独立と依存の葛藤や，アイデンティティの確立について悩むという青年期の危機に正面から取り組む者は，現代において，10人中3人程度であるということが明らかにされている。中井（2003）も，21世紀を迎え，国家も一般市民も平和や安定，健康の維持のために「ふみとどまる」（holding-on）ことよりも，むしろ時勢に流されて「ふみこえる」（transgression），つまり行動化していく傾向を指摘している。ここ20年間の心理療法分野においても，境界例のケースに端を発して行動化傾向が注目されている。

　行動化は，厳密には，①パーソナリティ特性からくる症状行為（symptomatic action），②精神分析療法家がいう心理療法過程においての転移から生じるもの，③俗にいう「切れる」という語を中心とした易怒性からくる

問題行動の3点に分けられる。

　①については，重篤なケースに見られ，ことばの交流が有効ではないことが多い。その背後には乳幼児期における見捨てられ不安や，生育史上の喪失体験が起因していることが多い。また②については，表Ⅰ-17と表Ⅰ-18でふれているように，治療構造がしっかりしていればクライエントの行動化は少ないが，治療構造が不明確な場合，行動化は多く生じやすい。心理療法過程で現れやすい病態水準別の具体的な行動化内容については，表Ⅲ-6に示している。また，③については，多くの調査から，今日の子ども，青年は易怒性があり，怒りを行動に移す者が多いことが明らかにされている。

　行動化について一長一短を整理すると，行動化はその実行中は葛藤がないという特徴があり，このことから行動化は嗜癖化しやすいという問題を持つ。暴力，リストカット，飲酒，服薬などがその例である。また，行動化は，集団で行ったり，また集団で行動しているメンバーに同一化しやすいという長所もある。たとえば，スポーツやゲームでチームワークを形成したり，オリンピックの試合を応援したりする例が挙げられる。

　心理療法において，行動化を示すクライエントが増えることが問題とされるのは，ヒトの心の内容を行動で表現するまでには，図Ⅲ-3に示す上欄のプロセスが一般的であるが，下欄に示す心の内容を直接行動で示す者が増えたために，イメージやことばを介する心理療法が無効となりやすいからである。

　中井（2003）は，今日，ヒトが行動化しやすくなる条件として，表Ⅲ-7に示す内容を挙げて「ふみこえる」（行動化）よりも「ふみとどまる」ことを強調している。

　ヒトが「ふみとどまる」には，どのような対策，対応が必要であろうか。表Ⅲ-7の内容から，国家による理想的な制度や教育の確立が必要であることがわかる。一方，臨床的には，①行動タイプには行動で対処する。たとえば行動療法や動作訓練，ヨガ，体操によって，心を安定，調整していく，②幼児期より「待つ」能力を育成していくこと，とくに発達心理学では，待つための気を紛らす行動の奨励や，ことばによる自己表現力の学習などを強調している，③すでに行動化してしまった行為について，その意味，影響，原因についてを逐一，ことばによって確認していく作業をくり返すことなどが挙げられる。

Point 7 行動化について

表Ⅲ-6 病態水準別の行動化の種類

(1) 神経症水準で多く見られる行動化
- 手紙を治療者に渡す。
- 贈り物をする。
- 遅刻をする。
- 何かの都合を口実にして予約をキャンセルをする。
- さしたる根拠のない他の医療機関受診。
- 突然来なくなる。
- 心理療法の途上で就職を決め、治療を終了にする。
- 結婚、離婚あるいは妊娠など、重要な決定を前触れなくする。
- 親や配偶者と争い始める。
- 不自然な買い物や旅行をする。
- スピード違反、通行人との争いなど危険をあえて冒す。
- すねた態度を示すなど幼児的行動をとる。
- リストカットをする。

(2) 境界例水準で多く見られる行動化
- 握手を求めたり抱きつこうとしたり、治療者との身体接触を求める。
- 面接室で不自然に倒れたり、重症感のある態度をとる。
- 面接室で器物を破壊したり、治療者にぶつけたりする。
- 時間が終了しても面接室から出ない。
- 治療者に何度も電話してきて際限がない。
- 治療者へのつきまとい(ときに私生活まで広がる)。
- 他の医療スタッフへのつきまといや攻撃。
- 治療終結の申し出と他医療機関受診。
- リストカット、多量服薬などの自傷行為。
- 家庭内での暴力行為(多くの場合、手加減したもの)。
- ひもや刃物を持ち出す、高いところに上るなどの自殺のほのめかし。
- 家出、引っ越し。
- アルコール、覚醒剤への依存。
- 突然の結婚や離婚、あるいは突然の妊娠。

(近藤, 2002 を改変)

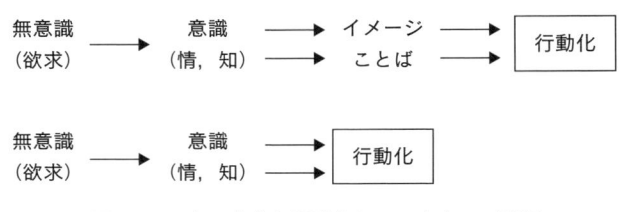

無意識 → 意識 → イメージ → 行動化
(欲求) (情, 知) ことば

無意識 → 意識 → 行動化
(欲求) (情, 知)

図Ⅲ-3 心の内容を行動化していくまでの過程

III　アドバンス編

表III-7　行動化しやすくなる条件

条　件	説　明
(1) 倫理観が弱い	よくない行動をしてもよいとなる。一定の枠，ルールがない。
(2) 身近なヒトに行動化しやすい者が多い	親が暴力をふるう。テレビで行動化中心の番組を見る。
(3) イメージの貧困	心の内容をイメージ化しにくいために，行動化する。
(4) 悪い行動に対して罰がないか，あるいは罰が弱い	罰がない，罰が弱いので行動化しやすくなる。
(5) 行動化しやすい手段がある	ピストル，刃物，バットなどが身の回りにある。
(6) 制度が不十分	国家の教育，法が適していない。
(7) 代理満足	攻撃欲求の強い者が，格闘技を見て満足する。
(8) 皆が行動化するから自分も行動化する	集団万引，集団自殺など。
(9) バーチャルリアリティ	パソコン，ビデオ，ゲームに熱中して現実と空想が混同する。
(10) 「よい子」「紳士」の反動として	ユングのいう「影」が行動化する。
(11) 欲求不満が多く生じる	やけっぱちになって行動化する。
(12) 自尊心の低下	どうせ自分はダメだからといって行動化する。
(13) 行動化の対象が不明確（不明）の場合	被害対象やその程度がわからないので行動化しやすい。

(中井，2003)

　人生を楽しむばかりでなく，人生を味わっていくためには，また，ことばやイメージを介した心理療法を行っていくためには，②の待てる能力や欲求不満耐久性，つまり自我の強さを幼いころより育成していくことが重要であるように思われる。

【文　　献】

柏木恵子（1988）幼児期における自己の発達　東京大学出版会
近藤三男（2002）行動化　精神科臨床サービス，2(3), 357-360．
長尾博（2005）青年期の自我発達上の危機状態に関する研究　ナカニシヤ出版
中井久夫（2003）「踏み越え」について　横山博編　心理療法　新曜社

Point 8　解離について

　成田（2007）によれば，現代青年の自我の特徴として，罹裂，分裂，葛藤がなく，解離，他罰的であるという。解離反応とは，西園（2001）によれば，解決困難な葛藤にさらされた場合，それにまつわる観念や，感情を関与しない精神の部分から切り離して，過去の記憶，同一性と直接的感覚の統制に関する統合が，全面的あるいは部分的に失われることをいう。

　解離は，フロイトの時代は転換ヒステリーととらえられていたが，現在ではICD-10 においては解離性障害（dissociative disorders）ととらえられている。また，転換ヒステリーは，DSM-Ⅳ-TR においては身体表現性障害（somatoform disorders）ととらえ，解離性障害を解離性健忘，解離性とん走（フーグ），解離性同一性障害（dissociative identity disorder），離人症障害（depersonalization disorder），特定不能のものの五つに分けている。

　このうち，解離性同一性障害は，従来から多重人格性障害といわれてきた診断名であり，二つまたはそれ以上の，はっきりと他と区別される同一性またはパーソナリティ状態の存在が生じてくるものである。一丸（2007）は，その診断上のチェック項目として，①声が聞こえることはないか，②原因不明の激しい頭痛はないか，③健忘はないか，④離人症や非現実感はないか，⑤自分のものとは考えられない持ち物や，自分の筆跡とは思わないものを見つけたことはないか，⑥嘘つきと言われていないかを挙げている。

　解離に関する歴史は古く，ジャネ（Janet, 1889）が，最初は崩壊（desagregation）と呼んでいたがこれを解離と名づけ，その後サリバン（Sullivan, 1945）が，衝動，欲求などの心的傾向を意識外に保つ作用のことを解離と呼んだ。また，フロイトを中心とする精神分析学派は，無意識に潜められた願望や欲求内容に注目し，自我とエスの垂直的視点から抑圧を重視し，解離症状を転換ヒステリーの症状の一つととらえ，クライエントの過去の心的外傷を軽視した。その時代，解離について自我の水平的視点からとらえて，自我の分裂，断片化という見方はしなかった。

Point 8 解離について

　その後，アメリカに紹介された精神分析は，1960年代においてエリクソンE. H.の青年期の自我同一性（ego identity）の確立論から，1980年代の境界例の病理や治療論，そして1990年代のコフートを中心とする自己愛を重視する治療論へと展開していった。この流れのなかの命題として，ヒトのパーソナリティは同一性，一貫性が保たれ，自我を確立していることが，ヒトの健康な状態であるというものである。

　しかし，21世紀を迎えるころ，解離症状を示すクライエントが増えて，従来のような自我の確立を目指す心理療法のあり方に，疑問を抱く臨床家も現れてきた。

　解離症状を示すクライエントの台頭に対して，臨床家のなかに，あえて従来の心理療法に修正や変化を加えるべきではないとみる者と，心の葛藤を取り扱う心理療法において，葛藤以前の段階での解離症状の発症に対してどのように対応していくのか，あるいはヒトは固定した自己というものはなく，状況の数だけ自己があるのではないかという疑問，また，解離性同一性障害の内容から見られる無意識世界の恣意性についての取り扱い方の疑問などから，従来の心理療法に修正や変化を行うべきであるという者もいる。

　とくに前者の従来どおりでよいという立場として，神田橋（2007）は，解離症状は健康的なものであり，また創造的でその治療は難しくないという。また，パトナム（Putnam, 1989）は，昨今の解離症状の台頭を一時的なものとしてとらえている。斎藤（2007）は，解離症状を今日の情報が氾濫した社会の反映ととらえ，たとえば心理テスト，各種の性格判断，占いの一部，心理学ブームなどが影響していると見ている。それゆえに，解離症状をフロイトのいう自己表現のひとつのあり方とみる，転換ヒステリーとしてとらえたほうが治療的であるという見解を示している。

　一方，後者の心理療法に変化を加えるべきである立場としては，社会構成主義に基づくナラティブ療法や，解決志向療法の臨床家，あるいはユング学派の一部（たとえば，河合，2006）が挙げられ，彼らは，解離症状の台頭によってユング心理学派のいうような元型，集合的無意識など固定した無意識内容の存在に疑問を抱き，むしろ無意識の恣意性を認め，自我や自己を確立する治療よりも自我を放棄する治療を押し進めている。

III　アドバンス編

　日本の解離症状を示すクライエントの特徴として，岡野（2007）によれば，解離性同一性障害は女性に多く，両親が来院することが多いという。とくに，親から自立ができず，ストレスに満ちた親子関係が特徴であるという。クルフト（Kluft, 1984）は，解離性同一性障害の病因に関して，生育史上の心的外傷によるものと自己催眠性によるものを挙げているが，日本において解離症状は，岡野（2007）の見解では個人の心的外傷にのみ結ばれているのではなく，とくに家族力動が影響しているという。

　また，解離性同一性障害の治療に関しては，表III-8に示すブラウン（Braun, 1986），パトナム（1989），クルフト（1994）の3名の臨床家による心理療法過程が，代表として挙げられる。治療は当然，解離症状が生じにくいような環境調整が重要であり，クライエント本人に対しては解離症状のあるなしにかかわらず，責任を持って行動するひとりの人間として対すること，また，将来の希望や趣味といった解離症状以外の部分でかかわるほうが望ましく，ヴァンダーコーク（Van der Kolk, 1987）は，心的外傷を甦らせることが必ずしも治療上の効果を生むわけではないと述べている。

　また，予後に関する研究から梅末・坂本（1997）によれば，解離症状を支持している者が周囲にいない限り，予後は意外に良好であるという。このようなことから，解離症状は，個別のエピソードが過剰に強い印象を与えるので，一時の強烈な印象に周囲の者や治療者は惑わされず，ジャネ以来の自我の休養が治療において重要であると思われる。

　解離が生じてくる原因のひとつとして，現代社会は自己を常に変化させていかないと，自己愛が満たされない状況があるからではなかろうか。どのような状況でも，どのように評価されようとも，自己のあり方，信念を変えないでそれを貫くためには，自我の強さが必要である。

Point 8 解離について

表Ⅲ-8 解離性同一性障害の心理療法過程

ブラウン（1986）	パトナム（1989）	クルフト（1984）
(1) 信頼関係を築く。 (2) 診断の確定，診断をクライエントと共有する。 (3) それぞれの交代人格とのコミュニケーションを図る。 (4) 治療契約する。 (5) 病歴を収集し，内部協力を促進する。 (6) それぞれのパーソナリティ状態の持つ問題を取り扱う。 (7) 特殊な技法を用いる（マッピング，箱庭療法など）。 (8) パーソナリティ相互のコミュニケーションを促進する。 (9) パーソナリティの解消／統合を達成する。 (10) 新しい行動様式と，対処技術の発達術を学ぶ。 (11) 社会的なサポートシステムを利用し，ネットワークを作る。 (12) 身に付けたものを強固にする。 (13) フォローアップ	(1) 診断をつける。 (2) 初期介入 (3) 初期安定化 (4) 診断の受け入れ (5) 内部コミュニケーション (6) 外傷の代謝 (7) パーソナリティの解消／統合 (8) パーソナリティ間隔壁の解消後の対処技術を学ぶ。	(1) 心理療法的治療関係の確立 (2) 予備的介入 (3) 病歴の収集とマッピング (4) 契約 (5) 統合／解消への促し (6) パーソナリティの統合／解消 (7) 新たなコーピングスキルを育てる。 (8) 身に付けたものを強固にし，過去について学んだことの徹底操作。 (9) フォローアップ

（一丸，2007を改変）

【文　献】

American Psychiatric Association（2000）*Diagnostic and statistical manual of mental dsorders,* 4th ed.（高橋三郎・大野裕・染矢俊幸訳〈2002〉DSM-Ⅳ-TR　精神疾患の診断・統計マニュアル　医学書院）

Braun, B. G.（Ed.）（1986）*Treatment of multiple personality disorder*. American Psychiatric Press.

Erikson, E. H.（1950）*Childhood and society*. W. W. Norton.（仁科弥生訳〈1977〉幼児期と社会Ⅰ・Ⅱ　みすず書房）

一丸藤太郎（2007）解離性同一性障害へのアプローチ　鍋田恭孝編　思春期臨床の考え方・すすめ方──新たなる視点・新たなるアプローチ　金剛出版

Janet, P.（1889）*L'automatisme psychologique*. Alcan.

神田橋條治（2007）座談会　解離現象をめぐっての中での中井久夫氏の発言　こころの科学 136．

河合俊雄（2006）Postmodern consciousness in psychotherapy. *Journal of Analytical Psychology,* 51, 437-450.

Kluft, R. P.（1984）Treatment of multiple personality disorder. *Psychiatry of Clinical North American.* 7, 9-26.

Kluft, R. P.（1991）Multiple personality disorder, Tasman, A. & Goldfinger, S.（Ed.）*The American Psychiatric Press Annual Review of Psychiatry Vol.10*. American Psychiatric Press.

成田善弘（2007）精神療法の第一歩〔新訂増補〕　金剛出版

西園昌久（2001）解離ヒステリー　加藤正明ほか編　精神医学事典　弘文堂

岡野憲一郎（2007）現代日本の解離性同一性障害　田中究編　解離　こころの科学 136　日本評論社

Putnam, F. W.（1989）*Diagnosis and treatment of multiple personality disorder*. Guilford Press.（安克昌・中井久夫訳〈2000〉多重人格障害　岩崎学術出版社）

斎藤環（2007）「解離」とはなにか　田中究編　解離　こころの科学 136　日本評論社

Sullivan, H. S.（1945）*Conception of modern psychiatry*. W. W. Norton.（中井久夫・山口隆訳〈1976〉現代精神医学の概念　みすず書房）

梅末正裕・坂本仁美（1997）解離性同一性障害は究極の解離障害か？　精神科治療学, 12, 1177-1187.

Van der Kulk, B. A.（1987）*Psychological trauma*. American Psychiatric Press.（飛鳥井望・前田正治・元村直靖訳〈2004〉サイコロジカル・トラウマ　金剛出版）

WHO（1992）*The ICD-10 classification of mental and behavioral disorders*.（融道男・中根允文・小見山実監訳〈1993〉ICD-10 精神および行動の障害──臨床記述と診断ガイドライン　医学書院）

付　　録

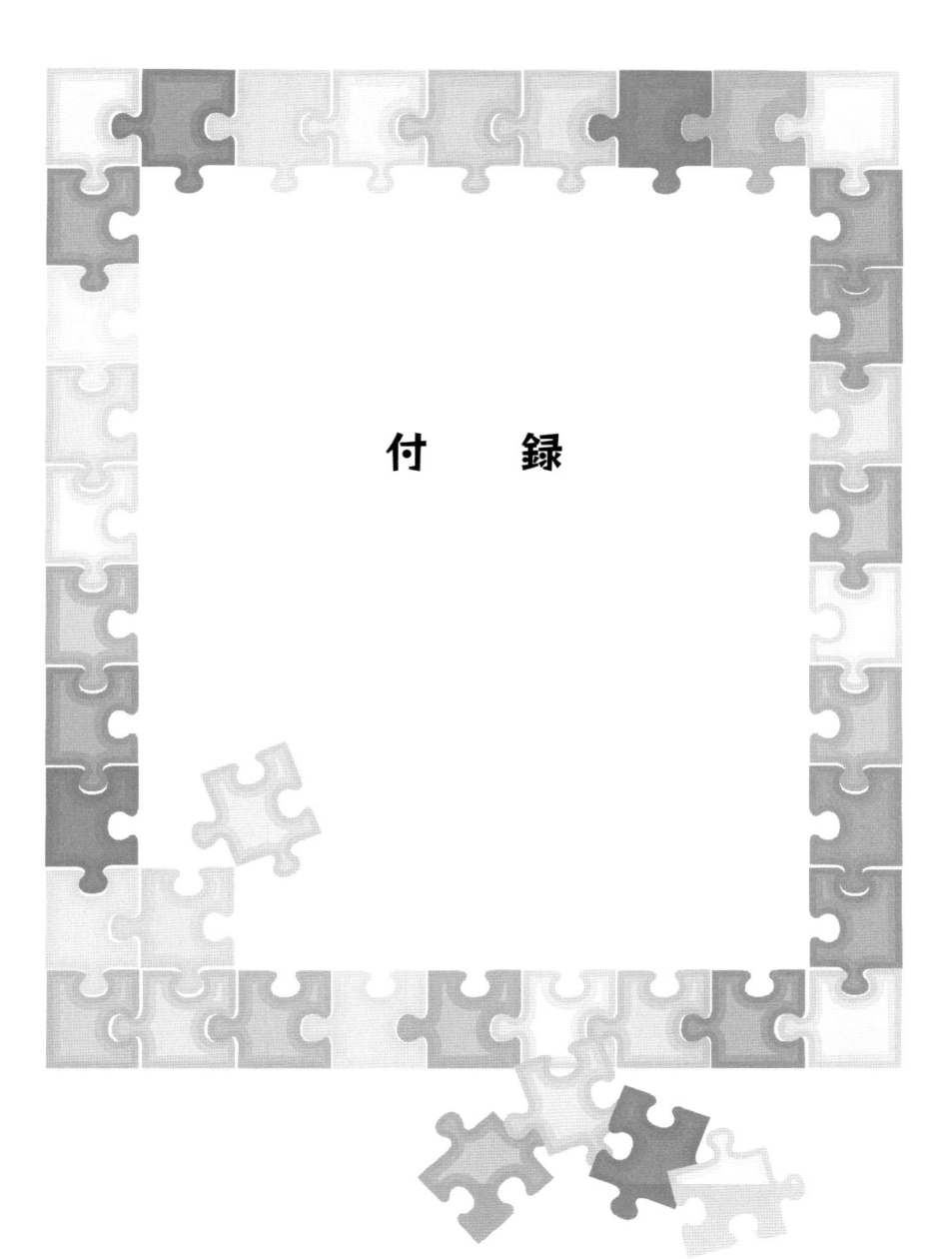

インテーク面接の質問事項

主な問題	
	クライエント（本人，家族，その他　　　　）
	（初発時をくわしく） ライフイベント有無
相談・治療経験	以前に相談・治療経験はないか
紹　介　者	
来談への反応	自発的・反発・拒否・依存

付　録

家　族　構　造

家族構成	父 ─┐ 　　├─ 本人 母 ─┘ 同居している祖父母の有無	血族結婚	
		今の経済力	

養育者	父（　歳）	職　業	会社員・公務員・自営など　　（父死亡　　　歳）
		パーソナリティ	
		しつけ	普通・厳格・支配・拒否・過保護・不安定・矛盾・暴力（幼児期）
	母（　歳）	職　業	専業主婦・キャリアウーマンなど 　　　　　　　　　　　　　　（母死亡　　　歳）
		パーソナリティ	
		しつけ	普通・厳格・支配・拒否・過保護・不安定・矛盾・暴力（幼児期）
	（　歳）	職　業 パーソナリティ しつけ	

同胞	（きょうだいとの関係）

家族の問題	家族型	父権・母権・民主的・統合・不統合・偽似統合・未成熟（現在）
	問題点：家族のまとまりの程度と家族が心の支えになっているかどうか	

生　育　歴

胎児期	母親の栄養	良・不良	病　気		流　産	回
	妊娠への反応など：			望まれた子		

<table>
<tr><td rowspan="4">新生児期</td><td>分　娩</td><td colspan="3">早産（　　ヶ月）・安産・難産（人工分娩　　　）・仮死</td></tr>
<tr><td>体　重</td><td></td><td>母親の年齢</td><td>歳</td></tr>
<tr><td colspan="4">問題点：　　　　　　　　　　　　　　　　　　　　　　　　　　双生児</td></tr>
<tr><td colspan="4">上記は重篤な場合のみ聞く</td></tr>
</table>

<table>
<tr><td rowspan="8">乳幼児期</td><td colspan="2">栄養：母乳・人工・混合</td><td>離乳：</td></tr>
<tr><td colspan="2">生歯：</td><td>発語：</td></tr>
<tr><td colspan="2">初歩：</td><td>排泄：</td></tr>
<tr><td>習　癖</td><td colspan="2">夜尿・ねぼけ・チック・偏食・指しゃぶり・爪かみ・吃音・夜泣き</td></tr>
<tr><td colspan="3">病気その他：</td></tr>
<tr><td colspan="3">第１次反抗期の有無</td></tr>
<tr><td colspan="3">登園状況：</td></tr>
<tr><td colspan="3">しつけ：保護，過保護，過干渉，厳格，放任，きまぐれ，暴力，甘やかし，支配</td></tr>
</table>

小学校時	出　欠：　　　　　　　　　　　　　　　　　　　転　校：
	成　績：
	交友・遊び：とくに親友の有無
	病気・習癖：　　　　　　　　　　　　　　　　　初　潮：
	問題点：とくに親子関係と交友関係上の問題

付　録

生育歴（つづき①）

<table>
<tr><td rowspan="3">中学校時</td><td colspan="2">　　　　　年在学中・卒業　　｜クラブ活動</td></tr>
<tr><td colspan="2">
出　欠：　　　　　　　　　　　　　　　　　転　校：
成　績：
交　友：自己開示対象の有無
趣　味：
病　気：　　　　　　　　　　　　　　　　　初　潮：
</td></tr>
<tr><td colspan="2">
問題点：青年期の自我発達上の危機状態の有無（親子関係の葛藤とアイデンティティの葛藤）

反抗期：有無
</td></tr>
<tr><td rowspan="3">高校時</td><td colspan="2">　　高　校　　　　　　年在学中・休学・留年・卒業　　希望した高校かどうか</td></tr>
<tr><td colspan="2">
出　欠：　　　　　　　　　　　　　　　　進路のめど：
成　績：
交　友：自己開示対象の有無
趣　味：　　　　　　　　　　　　　　　　クラブ活動：
病　気：
</td></tr>
<tr><td colspan="2">
問題点：青年期の自我発達上の危機状態の有無

</td></tr>
<tr><td>浪人中</td><td colspan="2">予備校

</td></tr>
</table>

生育歴（つづき②）

大学・職場・結婚生活	大学　　　　学部　　　年次在学・卒業　　専攻： 専門学校　　学科　　　年次在学・卒業　　希望した大学・専門学校かどうか
	勤務先：　　　　　　　　　　　　　　　　　　　　役　職： 転　職：　　　　　　　　　　　　　　　　　　　　満足度：
	結　婚：本人（　　　　）歳・配偶者（　　　　　）歳　見合・恋愛・離婚・再婚 性生活：
	問題点：職業アイデンティティの確立の程度，および異性との親密さの程度

生育歴・生活史上の問題点のまとめ：発達上においてどこにつまずきがあるか

付　録

本 人 の 特 徴

幼児期の特徴	人見知り　　内べんけい　　泣き虫　　カンが強い　　かんしゃく　　神経質 素直　　　病弱　　　　夜泣き 攻撃的　　リーダー的　　わがまま　　頑固
パーソナリティ特徴	H：わがまま・派手好み・自己顕示・大げさ・好悪顕著 N：内気・過敏・取り越し苦労・遠慮 Z：きちょうめん・熱心・徹底的・ゆうずうがきかぬ・責任感 E：しつこい・頑固・かんしゃく・整頓癖 C：陽気・社交的・世話好き・気分の周期がある S：無口・非社交的・気むずかしい・とりつきにくい・超然 対人関係：広い・狭い　　深い・浅い 　　　　社会性の程度（自己表現力・自己抑制の程度） 趣　味：
面接の態度	協力　　誇張　　遠慮　　不遠慮　　攻撃　　不平　　依存　　冷淡　　流涙 言語抑制　　臆病　　回避　　まわりくどい　　しつこい　　落ち着かぬ 知能低い　　明　　暗 　　　　　　　　　　　　　今後，面接をしてラポールが成立するかどうか
問題への態度	誇張　　疾病利得　　苦悩　　羞恥　　無関心 問題意識（病識）：無　　　　有　　　　不明 面接意欲：無　　　　有　　　　不明
問題の理解	（自分の問題の背景や構造についての理解の程度）自己内省力の程度

注：できれば本人の陳述内容と保護者による本人に関する陳述内容とを分けたほうがよい。

本人の特徴（つづき）

不適応の問題点	（本人に関するインテーカーのコメント） ○自我の強さの程度（とくに現実吟味能力の程度） ○環境的要因の影響（家族・友人・学校・教師など） 本人に関する心理診断：
まとめ	〔今後の方針〕本人中心の改善か，親や教師を改善するか 本人中心の場合（支える，洞察，表現，訓練，関係を深める） 親の改善の場合（養育態度について改善） 心理テストの結果 方針　□インテーク面接のみ　□他機関へ紹介〔　　　　〕 　　　□継続面接　　　　　　　　〔　　　　〕 　　　□集団心理療法　　□プレイセラピー　　□保護者面接
担当者	本人 保護者

おわりに

　現在の日本心理臨床学会のルーツをたどれば，京都大学，九州大学，広島大学の心理臨床を専攻する少数の大学院生や OB から構成される，三大学院心理臨床研究会というものから出発している。筆者も当時，大学院生であり，毎年夏に合宿形式でケースを発表し，心理臨床の腕を競い合ったものである。そこには，若さや親密感，また開拓精神があった。教授陣もまだ若く，成瀬悟策先生はケースの客観的な見方を叫び，前田重治先生もパイプをふかしながらタイミングのよいコメントを行い，村山正治先生は今と変わらないにこやかな微笑みを示し，また，鑢幹八郎先生はまだあごひげは黒く，丁寧なコメントをしていた。そして，今は亡き河合隼雄先生は，ひときわ強く注目されるなか，厳しいコメントをしていた。後半には，神田橋條治先生もジーンズ姿で参加され，あの独特な口調と風格でメンバーからの質問責めに答えていた。今では，そこに参加していたメンバーのほとんどは，わが国の心理臨床を支える重職を担っている。学会の組織も信じられないくらいに大きくなった。毎年，開催されている心理臨床学会の大会発表論文集を一読すると，その大半がスクールカウンセリングのケースが多い。筆者が，約 30 年前，中学校や高校へ出向きカウンセリングをしていたころは，その行為を批判する者が多かったが，今はこのことが臨床心理士の主な業務になっている。

　本書で説いた「心理療法」については，たとえスクールカウンセリングが主たる業務であっても，臨床心理士にとって臨床の基本を強調していることから役立つものと思われる。とくに一対一のかかわり方について十分，参考になるであろう。また，本書によって教師，生徒，その親との連携を学習したり，環境調整のためだけに臨床心理士になったのではなく，臨床心理士は，本来は，ヒトの精神，心の追究を目指していたことをふり返させるであろう。

　一方，医師のほうも独学で心理療法を行っている開業医や勤務医が，本書によって今まで患者の心を傷つけていたことや，その場だけの発言をしていたこ

とに気づき，医原病のもとをつくらないことに役立てたら幸いである。少なくとも患者の話に耳を傾ける，来談者中心療法的態度を身につけていくことを願っている。

　大学医学部精神科の教授が，心理療法をどの程度重視しているかわからないが，少しでも本書のワークを活用していただき，心ある精神科医を育てていただくことを願っている。

　心理療法は，年々，その考え方や技法も変化しているが，本書は，多くの年月を費やし積み重ねてきた，優れた先人たちの心理療法のエッセンスを少しでも伝承したく，それをまとめたつもりである。その過程で学ぶとは経験を吟味することであること，また，現代人が見失いがちな「教養」(culture)，つまりヒトの心と広く，深くわかること，また，わかったことをヒトに伝えることの大切さを説いたつもりである。

　本書の刊行にあたり誠信書房の中澤美穂氏に大変お世話になった。深謝申しあげます。

人名索引

ア　行

アイゼンク（Eysenck, H. J.）　7, 21, 50
アドラー（Adler, A.）　7, 17
アレキサンダー（Alexander, F.）　56
アレン（Allen, F. H.）　56
安西信雄　156
池見　陽　127
一丸藤太郎　166, 169
井村恒郎　56
岩崎志保　125
ヴァンダーコーク（Van der Kolk, B. A.）　168
ウィニコット（Winnicott, D. W.）　17, 60, 71
ウィンダー（Winder, C. L.）　3
ウォルバーグ（Wolberg, L. R.）　3
ウォルピ（Wolpe, J.）　22
梅松正裕　168
エプストン（Epston, D.）　7, 31
エリクソン（Erickson, M. H.）　7, 34, 35, 140
エリクソン（Erikson, E. H.）　17, 167
エリス（Ellis, A.）　7, 120, 121
大原健士郎　27
大原浩一　27
岡田　敦　62
岡田康伸　87-90
岡野憲一郎　4, 168
小此木啓吾　59
オハンロン（O'Hanlon, W. H.）　34
オルソン（Olson, D. H.）　103, 104

カ　行

皆藤　章　82, 84

笠原　嘉　54, 55
片野智治　111
亀井敏彦　61
カルフ（Kalff, D. M.）　7, 86
河合隼雄　4, 7, 24, 86, 144
河合俊雄　167
神田橋條治　4, 37, 48, 51, 54, 60, 62, 64, 140, 167
北島潤一郎　157, 158
クライン（Klein, M.）　7, 17
倉戸ヨシヤ　29
クルフト（Kluft, R. P.）　168, 169
ケートン（Katon, W.）　95, 96
國分康孝　2, 111
古澤平作　7
コーネル（Cornell, A. W.）　126, 128
コフート（Kohut, H.）　7, 58, 167
コール（Cole, S. A.）　97
ゴールドバッサー（Goldwasser, A. N.）　115
近藤三男　163

サ　行

斎藤　環　167
坂野雄二　120, 121
坂本仁美　168
佐藤　静　79
サリバン（Sullivan, H. S.）　7, 17, 56, 60, 63, 98, 166
ジェンドリン（Gendlin, E. T.）　21, 126
塩路理恵子　29
下坂幸三　58, 105, 140
ジャネ（Janet, P.）　166, 168
シュナイダー（Schneider, K.）　146
シュピーゲル（Spiegel, K.）　45
シュルツ（Schultz, J. H.）　68

181

ショストロム（Shostrom, E. L.） 2, 3
菅野 純 46, 47
スタンプフル（Stampfl, T. G.） 23
ストラップ（Strupp, H.） 4
セリグマン（Seligman, M. E.） 50

タ 行

高石恭子 82, 83
タバシュニク（Tabachnik, P.） 45
タフト（Taft, J.） 56
田村隆一 129-131
土居健郎 7, 54, 98, 99
ド・シェイザー（de Shazer, S.） 7, 31

ナ 行

ナウンバーグ（Naumburg, M.） 71
中井久夫 2, 6, 7, 38, 54, 77, 81, 138, 140, 161, 162, 164
長尾 博 15, 17, 21, 38, 39, 41, 49, 59, 61, 63, 64, 89
中村 敬 29
成田善弘 4, 48, 52, 140, 166
成瀬悟策 140
西園昌久 3, 97, 140, 166
野島一彦 107

ハ 行

バーグ（Berg, I. K.） 31
パトナム（Putnam, F. W.） 167-169
バトラー（Butler, R. N.） 115
バリント（Balint, M.） 58
パールズ（Perls, F. S.） 7, 29, 30
ハワース（Haworth, M.） 48, 50
バーンズ（Burns, D. P.） 55
バンデューラ（Bandura, A.） 22, 23, 120
引田洋二 82, 84
平山栄治 111
ビンスワンガー（Binswanger, L.） 7

フィードラー（Fiedler, F. E.） 51
フェレンチ（Ferenczi, S.） 64
ブラウン（Braun, B. G.） 168, 169
ブラマー（Brammer, L. M.） 2, 3
フランク（Frank, J. D.） 50
フランクル（Frankl, V. E.） 7
フロイト（Freud, S.） 7, 9, 10, 12, 14, 16, 17, 24, 46, 48, 55, 58, 60, 63, 137, 144, 151, 166, 167
ベック（Beck, A. T.） 7, 120, 121
ホワイト（White, M.） 7, 31

マ 行

マイケンバウム（Meichenbaum, D. H.） 120, 121
前田重治 4, 11-14, 55, 57, 140
マクレオッド（McLeod, J.） 6, 8
増井武士 140
マズロー（Maslow, A. H.） 16
松瀬喜治 74
松村千賀子 124
三木 清 4
水島恵一 4
ミラー（Miller, W. R.） 42-44
村山正治 107
メスメル（Mesmer, F. A.） 7
森川友子 131
森谷寛之 77
森田正馬 7, 26, 28
モレノ（Moreno, J. L.） 107

ヤ 行

山口智子 119
山中康裕 60
ユング（Jung, C. G.） 7, 9, 17, 24, 25, 27, 63, 137, 144, 164, 167
吉本伊信 7

ラ　行

ラカン（Lacan, J. M. E.）　17
ラザラス（Lazarus, R. S.）　3
ローウェンフェルト（Lowenfeld, M.）　7, 86
ロジャーズ（Rogers, C. R.）　2, 4, 9, 16-19, 21, 46, 58, 63, 107
ロルニック（Rollnick, S.）　42-44

ワ　行

ワトソン（Watson, J. B.）　21

事項索引

ア 行

ICD-10　95, 151, 166
アニマ　25
アニムス　25
アパシー　151, 152, 155
あるがまま　26, 62
アルコール依存症　23, 28, 41, 153
イメージ　23, 24, 26, 33, 34, 46, 48, 49, 61, 80, 110, 112, 116-118, 120, 121, 127, 128, 132, 133, 144, 149, 151, 153, 155, 161-164
医療面接　95
　——でのチェック事項　97
インテーク面接　92, 95
うつ病　4, 22, 54, 55, 57, 81, 115, 122, 146, 147, 154, 156, 157, 158
　——の回復段階に応じた生活指導　157
　——の復職の判断基準　158
エクスポージャー法　22, 62, 151, 152
エス　10, 12, 144, 145, 166
エディプスコンプレックス　12, 17
エンカウンターグループ　21, 107, 133
エンプティ・チェア　30

カ 行

解決志向療法　6, 7, 31, 32, 161, 167
　——の解決への技法　33
解釈　14, 49, 63, 96, 105, 152
回想のタイプ　116, 117, 119
回想法　115, 116
解離　32, 161, 166
解離症状　168
解離性障害　166
解離性同一性障害　166-169

カウンセリング　2, 3, 7, 16, 17
抱えること　60
学習　21, 49, 62, 162
学習理論　9, 22
影　24, 25, 164
臥褥　29
カスタマー　32
家族の円環モデル　104
家族の凝集性　103
家族の適応性　103
家族の面接形態と治療者の役割　105
家族の役割　103
家族面接　101
　——の技法　105
家族療法　32, 101, 103
環境調整　42, 46, 92, 168
関係性　33, 75, 76, 78, 85, 90, 128, 146
　——の程度　147
関係のとらえ方　59
関係療法　56, 64
関与しながらの観察　56
気づき　29, 30, 110
逆転移　12, 14, 25, 38, 51, 58, 59, 148
教育分析　14, 51
境界性パーソナリティ障害　153, 155, 156
境界例　57, 163, 167
共感　18, 19, 56, 58, 59, 98, 104, 155
共感性　4, 48
凝集性　104
強迫症状　152
強迫神経症　28, 71, 147, 151, 153
恐怖　151, 152
恐怖症　22, 26, 28, 122, 147
拒食症　103, 104
去勢不安　11, 144, 145
切れる　161

事項索引

くり返し　20, 93, 94, 96, 116
訓練　15, 64, 144
訓練療法　62, 122
芸　143
系統的脱感作法　22, 23
ゲシュタルト療法　7, 29
　　――の主な技法　30
見解の調整法　96
元型　25, 59, 167
現実吟味能力　55, 148
構成的グループ・エンカウンター　107, 108, 109-113
　　――のプログラム　109
行動化　38, 48, 59, 71, 153, 155, 161
　　――していくまでの過程　163
　　――しやすくなる条件　162, 164
　　――の種類　163
行動科学　21, 22
合同面接　101-105, 153, 155
行動療法　7, 21-23, 49, 59, 62, 133, 151, 152, 162
五感の錬磨　145
心の問題別の心理療法　151
心の余裕　128, 130, 131
個性化　9, 24, 25
誇大自己　28
固着　10, 11, 13
コラージュ　61, 77, 144
コラージュ作品の評定基準　79
コラージュ療法　25, 49, 77
コンプレイナント　32

サ　行

催眠　7, 34, 133, 140, 168
自覚　63
自我同一性　15, 55, 105, 167
自我の強さ　54-57, 64, 146, 164, 168
　　――の程度　147
自己　8, 9, 24, 25, 31, 64, 146, 161, 167, 168
自己概念　16, 18, 19

自己教示　120
自己教示法　122, 125
自己効力感　42, 43, 62, 121
自己実現　12, 16, 33
支持　3, 14, 49, 51, 56, 60, 61, 64, 93, 96, 139
支持療法　60
実存不安　145
自動的思考　121
自閉　146
自閉性　153, 156
嗜癖　48, 54
嗜癖化　153, 155, 162
社会構成主義　167
社会構成主義理論　6, 9, 31
終結　4, 48-50, 156
集合的無意識　24, 25, 167
修正情動体験　56
自由連想法　14
受容　4, 20, 93, 94, 96, 97, 116, 128, 144, 148, 154, 155
正直さ　4
症状行為　161
職業倫理　45
自律訓練シート　69, 70
自律訓練法　62, 68, 127
心気症　28, 82, 147
神経症　3, 12, 16, 21, 26, 30, 31, 50, 57, 64, 99, 146, 152, 153, 156, 163
心身症　12, 16, 57, 153, 155
心身相関　54, 155
診断　38, 42, 54, 55, 64, 95-98, 103, 115, 146, 147, 151, 166, 169
心理療法家の職種　136
心理療法家の成長過程　138
心理療法家のタイプ　140
心理療法家のモデル　140
心理療法研究　50, 51, 64
心理（精神）療法の定義　3
スクイッグル法　71-76
　　――による描画の印象　74

185

スクリブル　61
スクリブル法　71-73, 75, 76
スクールカウンセラー　2, 40, 136
スーパービジョン　51, 52, 132, 137-139
生活指導　154, 156
成熟　62
精神分析　140
精神分析療法　10, 12, 14, 24, 32, 40, 49-51, 63, 133, 144, 161
精神分析療法学派　17, 25, 26, 59
青年期の危機　161
積極的態度　58, 59
摂食障害　71, 153, 155
セルフモニタリング　123, 125
セルフモニタリング法　122
躁鬱病　57, 99
躁状態　4

タ　行

退院の判断基準　154, 156
体験過程理論　126
退行　13, 55, 74, 80, 140
対処方略　144
男根期　11, 12, 145
チェインジング・トーク　42-44
中断　48, 153
中立的態度　14, 58, 59, 152
超自我　10-12, 15, 144, 145
直観　25, 27, 49, 132, 133
治療構造　2, 37, 38, 162
治療者の態度　14, 18, 19
治療的態度　58
治療理論　2, 4, 16, 22, 30
DSM-Ⅳ-TR　95, 98, 151, 166
抵抗　12, 14, 15, 34, 43, 60
抵抗感　110, 111
ディスチミア親和型　154
ディスチミア親和型うつ病　154, 156
適応　3, 10, 12, 18, 19, 26, 29, 59, 60, 64

適応性　104
適性　4
転移　12, 14, 18, 25, 38, 59, 60
転換ヒステリー　146, 147, 151-153, 155, 156, 166, 167
同化　63
動機づけ　40-43, 48, 59, 62, 78, 94, 97, 117, 122
統合失調症　4, 41, 54, 57, 71, 77, 81, 84, 86, 99, 146, 147, 153, 154, 156
洞察　10, 14, 48, 49, 56, 63, 64, 144
洞察療法　63
徒弟制度　139, 140
とらわれ　26, 27
トランス　34

ナ　行

なぐり描き　71
　──の評定　74
ナラティブ療法　6, 7, 31, 59, 167
人間性　4
認知行動療法　22, 24, 26, 120, 152, 161
認知行動理論の基本　121
認知症　41, 77, 115
認知的変数の機能　121
認知療法　7, 32, 120, 121
年齢別の心理療法　148

ハ　行

箱庭　61, 77, 81, 86, 144, 145, 155
　──の9等分領域　89
　──の玩具の象徴的意味　89
箱庭作品の評定　90
箱庭療法　7, 25, 26, 49, 169
パーソナリティ障害　12, 16, 26, 57, 64, 99, 146, 147
パーソナリティ理論　9
パニック障害　22, 28, 151, 152
破滅不安　144, 145

事項索引

パラノイア　64, 99
引きこもり　102, 104, 151, 152, 154, 155
非言語的行動　47
非言語的交流　26, 41, 46, 148, 149
非合理的信念　121, 123–125
ビジター　32
ヒステリー性格　146
ヒポコンドリー性基調　26, 28
表現　49, 56, 64, 144
表現療法　60, 71, 77, 81, 86, 152
病識　40, 41
ファシリテーター　107, 108
不安　143
風景構成法　7, 77, 81, 153, 155
　　――の各アイテムごとの傾向　84
　　――の構成型と分類基準　83
フェルトセンス　126, 128
フォーカサー　126–129, 131
フォーカシング　21, 49, 126
　　――の教示　127
復職の判断基準　154, 158
布置　26, 59
不適応　3, 42, 46
不登校　33, 84, 93, 102
ふみこえる　161, 162
ふみとどまる　161, 162
プレイセラピー　7, 149
プロテウス的心理療法家　140
雰囲気　37, 110, 112, 116, 117
分離不安　15, 49, 144, 145, 149
並行面接　101
ベーシック・エンカウンターグループ　107, 108, 110–113
ペルソナ　24, 25
防衛機制　12, 13, 64
補償　24

マ 行

「待つ」能力　162

待てる能力　164
見捨てられる不安　144, 145, 162
見立て　38, 54
見立てる　146
ミルトン・エリクソンの技法　34
明確化　15, 20, 21, 51, 93, 94, 96, 105, 116
森田神経質　26, 28
森田療法　7, 26, 28, 62, 133
　　――の流れ　29

ヤ 行

遊戯療法　26, 48, 50
ユング学派　49, 59, 86, 87, 133, 144, 167
ユング心理学　24–26
養育態度の改善　148, 149
幼児期決定論　12, 18
抑圧　13, 15, 30, 161, 166
欲求不満耐久性　164
欲求不満耐久度　55

ラ 行

来談者中心療法　16, 21, 24, 49, 56, 59, 63, 133, 161
　　――の基本的技法　20
　　――の原則　17
離人症　166
リストカット　48, 152, 153, 155, 162, 163
リスナー　126–129, 131
リビドー　10, 11
リフレーミング　33, 34
倫理　42
ロールプレイ　23, 93–95, 98, 102, 103
論理情動行動療法　7, 120, 121

ワ 行

「わかる」ことについてを基準とした障害　98

187

■著者紹介

長尾　博（ながお　ひろし）

北九州市出身
1976年　九州大学教育学部卒業
1978年　九州大学大学院教育学研究科修士課程修了
1981年　九州大学大学院教育学研究科博士課程単位満了中退
九州大学教育学部助手を経て，
現在　活水女子大学文学部教授（医学博士）
専攻　臨床心理学，青年心理学，精神医学
主な著書
『青年期の自我発達上の危機状態に関する研究』ナカニシヤ出版
『現代臨床心理学講座』ナカニシヤ出版
『三訂学校カウンセリング』ナカニシヤ出版
『やさしく学ぶカウンセリング』金子書房
『図表で学ぶ精神保健』培風館
『図表で学ぶアルコール依存症』星和書店
『ACS青年期危機尺度の手引き』千葉テストセンター　ほか

心理・精神療法ワークブック

2010年2月20日　第1刷発行

著　者　長　尾　　　博
発行者　柴　田　敏　樹
印刷者　田　中　雅　博
発行所　株式会社　誠信書房
〒112-0012　東京都文京区大塚3-20-6
電話　03（3946）5666
https://www.seishinshobo.co.jp/

創栄図書印刷　協栄製本
検印省略
© Hiroshi Nagao, 2010

落丁・乱丁本はお取り替えいたします
無断で本書の一部または全部の複写・複製を禁じます
Printed in Japan
ISBN978-4-414-40055-7 C3011

回想法
高齢者の心理療法

ISBN978-4-414-40018-2

黒川由紀子著

日本における回想法の第一人者である著者が，臨床心理学の視点から高齢者に対する回想法の理論と実際をまとめた初の書下ろしである。回想法の歴史，進め方，うつ病や痴呆症患者に対する回想法の事例などを詳しく解説する。臨床家としての著者の洞察力と温かい眼差しが随所に溢れた書となっている。

目 次
1 高齢者に対する心理療法
2 回想法とは
3 回想法研究の歴史と効果評価
4 痴呆性疾患の高齢者に対する回想法の有効性
5 回想法の進め方
6 回想法の実際1 ──うつ病の高齢者
7 回想法の実際2 ──痴呆症
8 回想法の実際3
　　──痴呆症などを有する男性グループ
9 回想法の実際4
　　──重度痴呆症患者のグループ
10 回想法の実際5
　　──長期療養型病院に入院中の90代の女性

A5判上製　定価(本体3000円＋税)

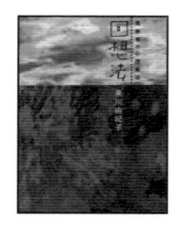

フォーカシング指向アートセラピー
からだの知恵と創造性が出会うとき

ISBN978-4-414-41437-0

L.ラパポート著　池見 陽・三宅麻希監訳

フォーカシングをアートセラピーに統合する理論と技法を紹介。アートの持つイメージの視覚化や創造性と，フォーカシングの持つマインドフルネスや気づきが，相補的に影響しあい，より深い癒しを引き出すことに成功している。本書では，双方の初学者にも理解しやすいよう，図版と事例（個人・グループ）を豊富に示しながら，実践の枠組みを解説する。

主要目次
● フォーカシング：歴史と概念
● ジェンドリンのフォーカシング法
● アートセラピーの歴史，概念と実践
● フォーカシング指向アートセラピーの基礎
● アートを用いたクリアリング・スペース
● 精神科デイケアにおけるストレス軽減
● トラウマに取り組む
● 他の表現アートへのひろがり
● エクササイズの教示

A5判上製　定価(本体3800円＋税)

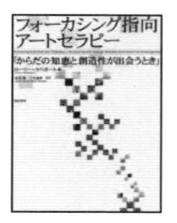

風景構成法
その基礎と実践
ISBN978-4-414-40169-1

皆藤　章著

風景構成法は，従来医療の実際場面との関連が主であったが，本書は臨床心理学の立場からアプローチして，数量的測定的な研究によってこの技法の存在価値を明らかにした。風景構成法の考え，施行法，分析法などについて平易に述べ，初心者に対する手引きとしても役立つ。

目　次
第 1 章　風景構成法とは
第 2 章　風景構成法の理論的背景
第 3 章　風景構成法における構成プロセス
第 4 章　風景構成法における人物像と風景の中の自己像
第 5 章　風景構成法における誘目生
第 6 章　心理臨床のなかの風景構成法
第 7 章　心の成長と描画の変容
第 8 章　風景構成法からみた心理療法過程
第 9 章　事例研究の中の風景構成法
第10章　風景構成法と他技法との比較
第11章　風景構成法の再検査信頼性
第12章　風景構成法における項目提示順序
第13章　数量的研究のための読みとり指標

A5判上製　定価(本体3850円＋税)

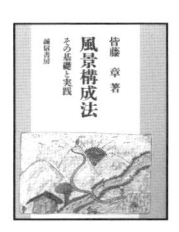

現代箱庭療法
ISBN978-4-414-40043-4

織田尚生・大住 誠著

カルフ箱庭療法に日本の神話体系を組み入れ，日本人のための新しい箱庭療法理論を提示する。箱庭を介して，クライエントとセラピストという二つの個性はどのように対話するのか。事例の解説には 52 点のカラー写真を使い，セラピーの流れを一目で確認できるよう配置した。理論の解説を織田尚生，具体的な事例の紹介とその解釈・解説を大住誠が担当した。

目　次
理論編
第 1 章　箱庭療法とは何か
第 2 章　治療者の想像力
第 3 章　関係性と自然発生的な治療
第 4 章　治療者の態度
事例編
1 自己臭は女性の神様からの贈りもの
2 破壊神から創造神が生まれる
3 セラピストの想像活動に布置した聖なる結婚式のイメージ
4 身体の痛みは，逃げられない人生を生きる痛みである
5 セラピストには天の声が聞こえた

A5判並製　定価(本体3000円＋税)

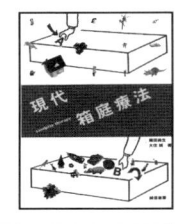

事例で学ぶ認知行動療法

ISBN978-4-414-40046-5

伊藤絵美著

認知行動療法（CBT）を効果的に行うために書かれた専門化向けの実践の書。認知行動療法におけるスタンスや，面接を効果的に進めるためのツール・技術を事例を通して紹介する。大うつ病やパニック障害，摂食障害，対人恐怖など，解説する範囲が広く個別具体的に解説される。また，面接場面における会話例も豊富に収録した。

目　次
序章　認知行動療法概説
1章　大うつ病性障害
2章　気分変調性障害
3章　複雑な気分障害
4章　パニック障害
5章　強迫性障害
6章　社会不安障害・対人恐怖
7章　摂食障害
8章　境界性パーソナリティ障害

B5判並製　定価(本体4000円＋税)

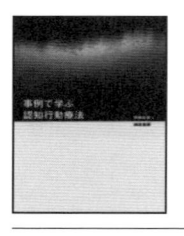

日本の心理臨床 2
医療と心理臨床
HIV 感染症へのアプローチ

ISBN978-4-414-41315-1

矢永由里子著

HIV 感染症への20年に及ぶ取り組みを中心に，医療における心理臨床について，病を持つ患者との心理面接から，医療スタッフとのチーム医療，さらに患者や家族を取り巻くコミュニティへの働きかけまでを，心理臨床の深まりと広がりの両軸から整理し検討を加える。そこでの知見は，医療の枠を超え，これからの心理臨床のあるべき姿を提示する。

目　次
第Ⅰ部　病と心理臨床
　第1章　ひとつの病が意味するもの
　　　　　──「たかが HIV，されど HIV」
　第2章　医療における心理臨床
　　　　　──鍵となる概念
第Ⅱ部　心理臨床の深まり
　第3章　病と向き合う──告知の場面について
　第4章　病とともに生きるということ
　第5章　患者が死を意識するとき
　第6章　患者の死後の遺族について
　第7章　心理臨床を深めて
第Ⅲ部　心理臨床の広がり
　第8章　チーム医療──その試みと課題
　第9章　心理臨床とコミュニティ
　第10章　今後に向けて

A5判上製　定価(本体2600円＋税)

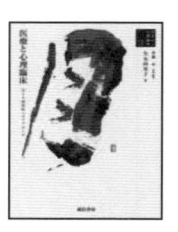